VITAL UND GESUND DURCH

FARBEN & EDELSTEINE

SUSANNE FRANZEN
RUDOLF MÜLLER

VITAL UND GESUND DURCH
FARBEN &
EDELSTEINE

DER SANFTE WEG
ZU MEHR WOHLBEFINDEN

Es liegt nur an uns,
verborgene Kräfte zu entdecken
und zu nutzen.

SÜDWEST

1994 © by Südwest Verlag GmbH & Co. KG, München
3. Auflage 1995
Umschlaggestaltung: Heinz Kraxenberger, München
Layout, Satz: Kraxenberger DTP, München
Illustrationen: Sabine Paul, München
Druck und Bindung: Legoprint, Trento
Printed in Italy
Gedruckt auf chlor- und säurearmem Papier

ISBN 3-517-01494-X

INHALT

Das heimliche Leben der Farben

Wie Seele, Gemüt und Körper in Einklang kommen

Ayurveda und die Kraft der Farben

Bewußtsein finden durch Farben und ihre Schwingungen

Gesund durch Farben

Vorbeugen, behandeln, die Gesundheit stärken

Planeten, Tierkeiszeichen und »ihre« Edelsteine

VORWORT

SANFTE MEDIZIN ZWISCHEN WUNDER UND WISSENSCHAFT

Wer es wagt, auf die Erfolge alter Heilverfahren hinzuweisen, wem es gelingt, in Vergessenheit geratene Therapien für unsere Zeit neu zu entdecken, wer es versucht, neue und behutsame Wege in der Medizin zu beschreiten, dem wurde es noch nie leichtgemacht. Er muß damit rechnen, von der Wissenschaft verspottet und von den Schulmedizinern angefeindet zu werden. Selbst wenn er handfeste, nachprüfbare Erfolge vorzuweisen hat.

Ein behutsamer Weg zu mehr Wohlbefinden

Mit Mißtrauen und Abneigung begegnet man heute noch immer den Verfechtern der sanften Medizin, die auf die Kräfte von Farben und Edelsteinen baut. Und so ergeht es vielen, die mit behutsamen Behandlungsmethoden auf Störungen der körperlichen und seelischen Harmonie einwirken wollen und sich auf die ganzheitliche Betrachtung des Menschen konzentrieren.

Wer im Zeitalter der Biochemie und der Gentechnik darauf hinweist, daß nicht nur Körperfunktionen, sondern auch Seele und Geist sich im Gleichklang befinden müssen, muß mit dem Widerstand unserer Milliarden umsetzenden Gesundheits-Industrie rechnen. Erst recht, wenn man dafür, wie bei der Anwendung von Farben und Edelsteinen, weder Helfer noch teure Hilfsmittel braucht.

Die sanfte Medizin ist ein möglicher Weg zu mehr Gesundheit, Harmonie und Wohlbefinden.

Und doch vertrauen immer mehr Menschen der »sanften Medizin«. Warum wohl? Weil man sie nicht mehr unbesehen in den Bereich der »Wunder« abdrängen kann. Man denke nur daran, wie die ersten Befürworter alter chinesischer Heilmethoden von westlichen Schulmedizinern als Scharlatane angesehen wurden, wie Akupunktur als Hokuspokus verspottet wurde. Heute wird diese fernöstliche Medizin auch in Westeuropa von der Wissenschaft anerkannt. Es ist auch noch nicht lange her, daß Schulmediziner die Heilpraktiker verbieten lassen wollten. Heute werden manche ihrer Behandlungs- und Diagnoseverfahren sogar schon von den Schulmedizinern übernommen und von

Krankenversicherungen bezahlt. Und so ist es wohl nur eine Frage der Zeit, bis auch die in diesem Buch beschriebenen Therapien auf eine noch breitere Anerkennung stoßen.

Es geht uns in diesem Buch nicht darum, die Schulmedizin zu diskreditieren. Unser Ziel ist es vielmehr, andere mögliche Wege zur Gesundheit zu beschreiben. Wir wollen die Ursprünge der alten Therapien aufzeigen, praktische Hinweise für ihre Anwendungen geben und dabei auch auf Bestätigungen durch die Wissenschaft hinweisen. Vor allem aber ist es unser Anliegen, mehr Aufmerksamkeit zu wecken für überlieferte Erkenntnisse, die nicht nur auf Reparaturarbeiten an einem erkrankten Körper abzielen, sondern die Harmonie von Körper, Seele und Geist in den Mittelpunkt stellen.

Denn nur diese Aufmerksamkeit und die Aufgeschlossenheit der sanften Medizin gegenüber wird uns dabei helfen, die vielen noch offenen Fragen zu beantworten, die vielen noch bestehenden Rätsel zu lösen.

Der amerikanische Schriftsteller Richard Bach kommt in seinem Buch »Die Möwe Jonathan« zu der Erkenntnis: »Man kann überall hinkommen, man muß es nur wirklich wollen.« Und so liegt es wohl letztlich nur an uns selbst, ob wir wirklich offen sind, diese behutsamen Wege zu Gesundheit, Harmonie und Wohlbefinden zu suchen, zu finden und zu beschreiten.

Über die Heilkraft der Farben und Edelsteine

Seit Jahrtausenden ist sie bekannt: Schon in den ersten Berichten aus der Atlantis-Sage wird davon erzählt. Ägyptische Ärzte stellten psychisch Kranke mit grünen Jade-, Chrysopras- oder Smaragdsteinen ruhig, bekämpften Scharlach mit roten Karneol- und Karfunkelsteinen oder hängten rote Tücher vor die Fenster.

Alles Aberglauben, sagen die Skeptiker; alles Einbildung, vermuten die Besserwisser. Doch längst beschäftigen sich seriöse und anerkannte Wissenschaftler mit den Wirkungen von Farben und Edelsteinen auf Körper und Geist. Aber ihre Forschung steckt noch immer in den Kinderschuhen. Und das, obwohl seit Menschengedenken die Weisen aller Kulturen mit Farben geheilt haben und Farben in allen Kulthandlungen von großer Bedeutung waren. Doch noch immer sind viele Geheimnisse nicht enthüllt.

Schon seit Jahrtausenden weiß man, daß Farben und Edelsteine heilende Kräfte in sich bergen.

Trotzdem wissen wir schon sehr viel über die Wirkung der Farben und Schwingungen auf die menschliche Physis und Psyche. Der dänische Nobelpreisträger Niels Finsen ist bereits 1903 dafür ausgezeichnet worden, daß er herausgefunden hatte, wie Hauttuberkulose mit blauem Licht behandelt werden kann und damit auch bei Pocken gute Heilerfolge zu erzielen sind.

Wir wissen, daß Orange appetitanregend ist, wir finden diese Farbe besonders häufig in Restaurants und Kantinen. Wir kennen in Mittelmeerländern Häuser mit azurblauen Türen und Fensterläden: Viele Insekten haben einen Widerwillen gegen diese Farbe und halten sich fern. In Kuh- und Pferdeställen, die blau gestrichen wurden, derselbe Effekt: ebenfalls weniger Insekten.

Wichtige Hinweise

Unsere Absicht ist es keinesfalls, die in diesem Buch geschilderten Möglichkeiten und Behandlungsweisen als Ersatz zu den anerkannten Methoden der Schulmedizin hinzustellen. Wer krank ist oder sich krank fühlt, muß sich unbedingt an einen Arzt seines Vertrauens wenden!

Die hier geschilderten Möglichkeiten können in vielen Fällen jedoch eine wertvolle Ergänzung zur schulmedizinischen Behandlung darstellen. Vor allem aber können sie dazu beitragen, unser allgemeines Wohlbefinden zu steigern, Körper und Geist zu stärken und so dabei helfen, uns gegen viele Belastungen unserer Zeit zu stärken, uns weniger anfällig für die zahllosen Leiden und Gesundheitsstörungen des Alltags in der heutigen Zeit zu machen.

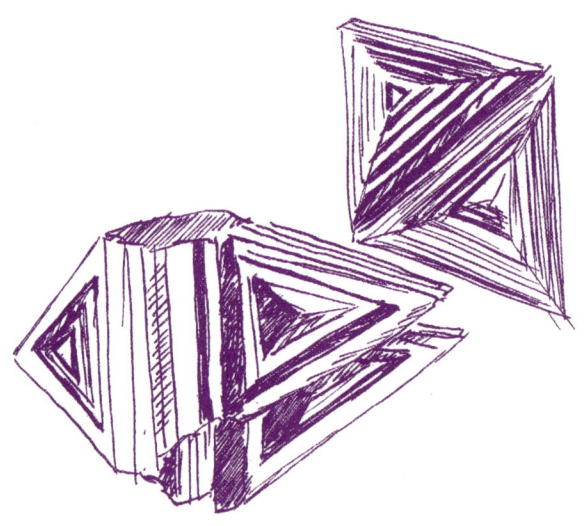

WAS SIND FARBEN?

Unsere Geheimnisvolle Welt des Lichts und der Farben

Farben, so haben Forscher herausgefunden, entstehen in unseren Köpfen. Wie wir Farben sehen, ist deshalb eine wichtige und spannende Frage. Wichtig, weil wir in einer Welt voller optischer Eindrücke leben und mit uns Tausende von Menschen, deren Beruf es ist, die Welt noch bunter zu gestalten. Und spannend, weil die Forscher, die unser Farbsehvermögen untersuchen, gerade in jüngster Zeit verblüffende neue Antworten auf die Frage gefunden haben: Wie sieht die Welt wirklich aus? Das Bild, das wir uns von unserer Umwelt machen, ist zwar Tag für Tag gleich, aber auch Tag für Tag auf die gleiche Weise manipulierbar. Mit anderen Augen würden wir sie ganz anders sehen – so wie Tiere sie auch ganz anders sehen als wir.

Farben entstehen in unseren Köpfen. Sie werden keineswegs von jedem Menschen in gleicher Weise wahrgenommen.

Isaac Newton und das Rätsel des Regenbogens

Der geniale englische Wissenschaftler hatte im 17. Jahrhundert untersucht, wie Licht in seine Spektralfarben zu zerlegen ist. In einen dünnen Strahl des weißen Sonnenlichts hielt der Naturforscher ein Glasprisma und fand dahinter das Licht des Sonnenstrahls in die Farben des Regenbogens aufgespalten: in Blau, Grün, Gelb, Orange und Rot.

Und dann gelang es Newton, das Licht mit einer Linse wieder zu bündeln: Im Brennpunkt vereinigt, leuchtete es erneut sonnenweiß.
Mit Prisma und Sammellinse konnte der Physiker auch durch Wegnehmen Farben erzeugen: Wenn er einen Teil des aufgefächerten Spektrums vor der Wiedervereinigung abdeckte, wurde der Fleck im Brennpunkt der Linse nicht weiß, sondern bunt.

Aus diesem einfachen Experiment hat sich bis heute eine ganze Wissenschaftsrichtung entwickelt: die technische Optik. Isaac Newtons handliches Prisma ist längst zu einem aufwendigen und komplizierten Meßapparat erweitert worden – zum Spektrometer. Mit diesem Gerät wird Licht in Spektralfarben zerlegt und deren Intensität gemessen.

Das Auge wird zur Radioantenne

Was Newton damals mit seinem Prisma erstmals sichtbar gemacht hat, war nichts anderes als elektromagnetische Wellen. Solche, mit denen auch Radiomusik oder Fernsehbilder übertragen werden. Und ein Teil dieser elektromagnetischen Wellen ist für unser Auge sichtbar – da funktioniert es ähnlich wie eine Radioantenne. Allerdings kann unser Auge nur Wellenlängen zwischen etwa 400 und etwa 800 Nanometer empfangen, wobei ein Nanometer der milliardste Teil eines Meters oder der millionste Teil eines Millimeters ist.

Leichter vorstellbar wird das durch eine Übersicht:

Auftreten der elektromagnetischen Wellen	*Länge der Wellen*
Radioempfang (UKW)	zwischen 1 und 10 Meter
Fernsehempfang	zwischen 10 Zentimeter und 1 Meter
Mikrowellenherd	10 Zentimeter bis 1 Millimeter
sichtbares Licht:	780 bis 380 Nanometer
rot	780 bis 620 Nanometer
orange	620 bis 595 Nanometer
gelb	595 bis 570 Nanometer
grün	570 bis 500 Nanometer
blau	500 bis 440 Nanometer
tiefblau (violett)	440 bis 380 Nanometer
Röntgenstrahlung	kleiner als 60 Nanometer

Reine Farben gibt es nicht

Was wir als weißes Licht wahrnehmen, ist immer eine Mischung von Lichtstrahlen aller sichtbaren Wellenlängen. Aber auch farbiges Licht ist immer aus einem Wellensalat gemischt. Denn Normalfarben, die nur aus Licht einer einzigen Wellenlänge bestehen, kommen in reiner Form in der Natur überhaupt nicht vor.

Beispiel: Das rote Licht der Ampel an einer Straßenkreuzung enthält zwar keine kurzwelligen Strahlen (tiefblau), sondern überwiegend langwellige (rot), trotzdem aber auch noch einige Anteile mittlerer Wellenlängen (gelb). Auf diese reagiert unser Auge jedoch nicht, weil es sich durch den großen Rotanteil täuschen läßt.

In unseren Augen sitzen drei Farbempfänger

Welche Farbe wir letztlich wahrnehmen, hängt von den drei unterschiedlichen »Farbrezeptoren« in unseren Augen ab. Einer von den Farbrezeptoren ist so ausgebildet, daß er nur auf blaues bis grünes Licht reagiert. Der andere empfängt nur gelbgrünes bis rotes Licht. Und der dritte (Grün-Rezeptor) spricht auf Licht in allen Farben (Wellenlängen) an. Unser Farbeindruck entsteht, wenn das Gehirn die Meldungen der drei Rezeptoren empfangen und ihren jeweiligen Reiz ausgerechnet hat.

Wenn diese drei Rezeptoren in den Augen im richtigen Verhältnis angesprochen, d. h. gereizt werden, kann jeder Farbeindruck erzeugt werden.

Die drei Farbempfänger im menschlichen Auge reagieren nur auf die Grundfarben Rot, Grün und Blau. Erst die »Rechnerleistung« unseres Gehirns ermöglicht die Wahrnehmung der vielen unterschiedlichen Farbtöne.

Der Versuch mit künstlichem Sonnenlicht

Wenn das Licht der Sonne, also ein warmes Weiß, hergestellt werden soll, kann das mit drei farbigen Strahler-Glühlampen (rot, grün, blau-violett) geschehen. Die Lichtkegel werden so auf eine weiße Wand gerichtet, daß Grün und Rot sich knapp zur Hälfte überdecken. Die von beiden bestrahlte Fläche erscheint gelb. Wird dann der blau-violette Strahler so ausgerichtet, daß er einen Teil der grünen und einen Teil der roten Fläche bestrahlt, erscheint die von allen drei Farben beleuchtete Fläche weiß. Die Illusion ist perfekt.

Wenn man dieses weiße Licht jetzt aber wie den Sonnenstrahl mit einem Prisma zerlegen will, fliegt der Schwindel auf: Das echte Sonnenlicht zeigt alle Farben des Regenbogens, unser künstliches Licht zerfällt in drei magere Strahlen (einen roten, einen grünen und einen blau-violetten Strahl).

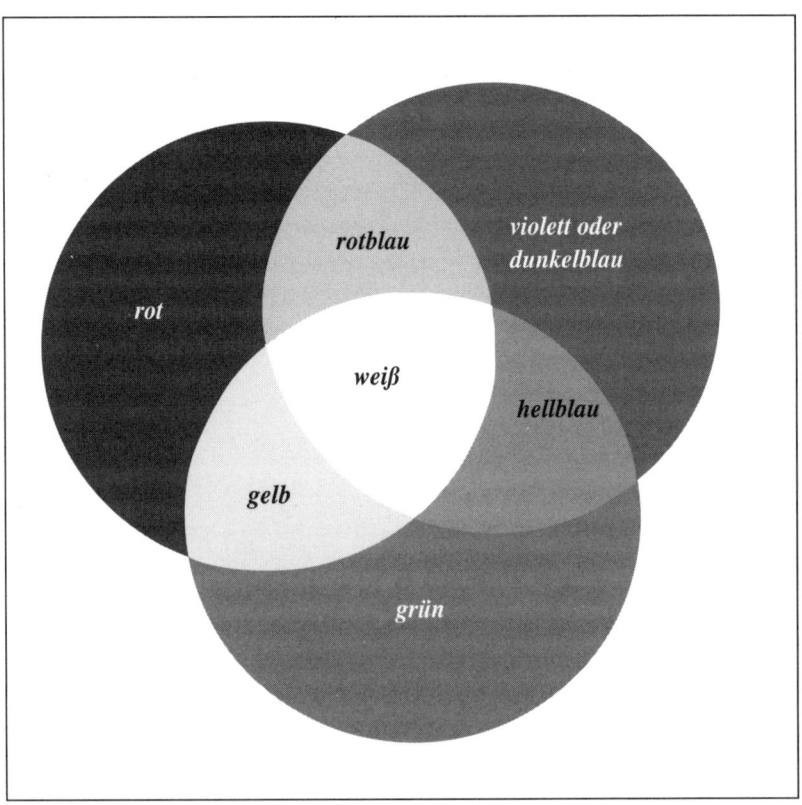

So wird unser Auge betrogen

Farbenblindheit, von der Männer häufiger betroffen sind als Frauen, ist in den meisten Fällen angeboren.

Auf die beschriebene Weise kann man praktisch jede Farbe erzeugen. Zumindest so, daß sich unser Auge betrügen läßt und den gewünschten Wert meldet. Deshalb brauchen wir auch nur drei unterschiedliche farbige Strahlen, um im Fernsehen Punkt für Punkt alle Farben der Originalgegenstände nachzumischen. Aber hundertprozentig identisch ist die Nachahmung mit dem Original nur für denjenigen, der die gesunden drei Rezeptoren besitzt.

Knapp acht Prozent der Bevölkerung, fast nur Männer, zählen nicht dazu. Sie sind »farbenfehlsichtig«. Die meisten Menschen sind rot- oder grünschwach. Das bedeutet, daß ihre Rot- oder Grün-Rezeptoren anders reagieren als normal. Die Folge: Zwei Farben, die für die meisten Menschen gleich erscheinen, sehen für die Farbschwachen unterschiedlich aus und umgekehrt.

Doch auch »Farbenblinde« sehen Farben, nur eben anders als die meisten Menschen. Das Recht, sie farbenblind zu nennen, ziehen wir aus der schieren Überzahl der »Normalsichtigen« – was häufig ist, muß richtig sein.

Ausführliche Untersuchungen haben ergeben, daß die menschliche Unterscheidungsfähigkeit bei den verschiedenen Wellenlängen der Spektralfarben sehr unterschiedlich ist. Am besten ist sie im Blaugrünen und im Gelborangen – in diesen Bereichen differenziert der Mensch am genauesten.

Wodurch Gegenstände farbig werden

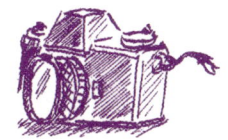

Die so einfach erscheinende Aufgabe, ein Blatt an seinem Grün zu erkennen, ist eine wahre Kunst. Der Grund ist die wechselnde Qualität des Sonnenlichts. Je nach Tageszeit legt das Licht unterschiedlich lange Wege durch die Atmosphäre zurück und wird dabei in seiner Farbzusammensetzung verändert. Morgens kommt es ziemlich rot an, mittags bläulich und abends wieder rötlich.

Was das für einen Einfluß auf die Farben unserer Umwelt hat, begreift man, wenn man weiß, wodurch Gegenstände farbig werden: Alle Gegenstände absorbieren einen Teil des Lichts, das auf sie fällt und strahlen den Rest wieder zurück. Einen Gegenstand, der kurze (Blau) und lange Wellenlängen (Rot) schlecht zurückstrahlt, mittlere dagegen gut, sehen wir grün.

Die Fotografie zeigt, daß unser Farbeindruck nicht nur von der Zusammensetzung des reflektierten Lichts bestimmt wird.

Verändert sich nun die Farbe der Beleuchtung, so verändert sich auch die Farbe des Lichts, das zurückgestrahlt wird. Von jeder Wellenlänge wird ein konstanter Teil reflektiert.

Ein Gegenstand, den blaues Licht bescheint, wirft auch entsprechend mehr blaues Licht zurück. Je nach Tageszeit, nach Wetter und Luftfeuchtigkeit müßte also jeder Gegenstand unterschiedliches Licht reflektieren und damit unterschiedliche Farben haben.

Doch trotzdem bleibt unser Farbeindruck ziemlich konstant. Das können Sie leicht selber überprüfen.

Beleuchten Sie einmal ein Zimmer mit einer weißen Lampe und dann mit einer roten. Das blaue Sofa wird für Sie weiterhin fast blau erscheinen, die Zimmerlinde bleibt grün und das rote Kissen rot. Fotografieren Sie nun das gleiche Zimmer mit einem gewöhnlichen Tageslicht-Film. Und siehe da: Auf dem Dia wird das blaue Sofa violett sein, die Pflanze sieht krank und gelb aus, das rote Kissen wird noch röter erscheinen.

Es ist also nicht allein die Zusammensetzung des reflektierten Lichts, die unseren Farbeindruck bestimmt – das hat der Film ganz klar gezeigt.

Der Amerikaner Edwin Land, Erfinder der Polaroid-Kamera, hat uns dem Geheimnis der Farben ein Stück nähergebracht.

Der Amerikaner Edwin Land, der die Polaroid-Kamera erfunden hat, zog aus diesen Beobachtungen weitreichende Schlüsse.

Den Eindruck, den wir von einer Farbe haben, so war er überzeugt, werde erst durch einen Verarbeitungsprozeß in der Netzhaut und im Gehirn gewonnen, und dieser Verarbeitungsprozeß berücksichtigt nicht nur das Licht an einem bestimmten Punkt, sondern auch in der Umgebung. Edwin Land entwickelte sogar ein Verfahren, den Eindruck zu berechnen. Danach gibt es einen Wert für jeden Punkt des Gesichtsfeldes, um zu bestimmen, wie stark ein Rezeptor vom einfallenden Licht erregt wird, und dann, wie stark er auf die Umgebung dieses Punktes reagiert. Das Verhältnis von beiden Meßdaten ergibt eine Zahl, und die drei Zahlen für alle drei Rezeptor-Typen zusammen beschreiben die Farbe.

Nach dieser Methode bleiben die Zahlen immer gleich, auch wenn die Beleuchtung geändert wird. Erst wenn man ganz rabiat alles zum Beispiel schwarz abdeckt, wird dem Rechenmechanismus im Kopf seine Grundlage entzogen.

Farben sind lebenswichtig

Die enorme Fähigkeit unseres Sehsystems, Farben bei wechselndem Licht wahrzunehmen, macht es uns möglich, Farben sinnvoll zu sehen und unsere Umwelt farbig zu erfahren.

Wie sehr wir auf Farben reagieren, sie wünschen und wie wir danach streben, unseren Gesamteindruck durch Bewertung von Farben abzurunden, erleben wir immer wieder beim Fernsehen. Wenn über den Bildschirm ein alter Schwarzweißfilm flimmert und die Diva in einer grauen Ballrobe im Arm ihres Traumprinzen über die Tanzfläche schwebt, dann wissen wir nicht, ob das Kleid nun rot, grün, gelb oder blau ist.

Immer neue Eigenheiten unseres Sehsystems entdecken die Wissenschaftler, indem sie versuchen, die Bilder von der Netzhaut bis in die Tiefen des Gehirns zu verfolgen.

Wolf Singer, Professor am Frankfurter Max-Planck-Institut für Hirn-
forschung, weiß, »daß die Sehzentren sich nur dann normal entwik-
keln, wenn der Heranwachsende frühzeitig visuelle Erfahrungen sam-
melt. Patienten, die durch eine angeborene Trübung der Augen in der
frühen Kindheit keine Konturen erkennen können, erlangen die Seh-
fähigkeit auch dann nicht mehr, wenn der physikalische Defekt ihrer
Augen nach der Pubertät operativ beseitigt wird.« Sie bleiben hirn-
blind.

»Kaspar Hauser ist das berühmteste, wenn auch wissenschaftlich nur
schlecht dokumentierte Beispiel dafür«, sagt Singer, »daß Hirnfunk-
tionen irreversible Schäden erleiden, wenn während der frühkindli-
chen Entwicklung Erfahrungen mit der Umwelt fehlen.«

Etwa 15 Jahre alt war Kaspar Hauser gewesen, als er 1828 als Findel-
kind in Nürnberg aufgetaucht war. Seine Vergangenheit blieb rätsel-
haft, vermutlich war der Junge in aller Verborgenheit in einem dunklen Raum aufgewachsen. Obwohl sich einige Menschen seiner intensiv annahmen, lernte er nicht mehr richtig sprechen, konnte nie mehr
Farben präzise unterscheiden.

Aus der riesigen Menge des möglicherweise Sehbaren greifen Augen
und Gehirn nur den für uns vermeintlich nützlichen Teil heraus – und
das mit möglichst wenig Aufwand. Das Sehsystem ist ein Filter-
system, das uns überleben hilft, aber uns nicht die Welt zeigt, wie sie
»wirklich« ist.

*Das Sehzentrum
des Menschen
entwickelt sich nur
dann normal, wenn
Kinder schon früh
visuelle Erfahrungen
sammeln können.*

Die Schwierigkeit, Farbe zu erklären

Was aber ist nun dieses mysteriöse, scheinbar immaterielle und doch
mit solch faszinierendem Reiz behaftete Phänomen, welches wir
schlicht Farbe nennen? Die offizielle Definition lautet: Als Farbe deuten wir jeden nicht formalen optischen Reizzustand (nach DIN 5033,
Blatt 1). Und wenn auch diese Erklärung der Normenwächter ein wenig hölzern klingt, so wird doch der wichtigste Punkt deutlich:
Farbe ist immer etwas Subjektives, das nur in der Empfindung des
Betrachters existiert, der über einen »Empfangsapparat« verfügt.
Drastischer ausgedrückt: Ohne Auge gibt es weder Licht noch Farbe.
Doch so plump sollte man es lieber nicht sagen. Denn die Wissen-
schaft hat längst bewiesen, daß auch ohne den eigentlichen Emp-
fangsapparat Auge eine Wahrnehmbarkeit gegeben ist.

Licht dringt keineswegs nur über unsere Sehorgane in den Organismus ein bzw. wird so von ihm ausgewertet. Wenn das so einfach wäre, müßten Blinde nämlich viel schlimmere Ausfallerscheinungen zeigen als die gelegentlichen geringen Störungen im Stoffwechsel. Denn Licht und Farben spielen in unserem Leben eine gänzlich unverzichtbare Rolle.

Wir nehmen Farben bewußt oder unbewußt wahr. Wir sind freudiger, aktiver, wenn nach langen Wintertagen endlich der Frühling mit seinen leuchtenden Farben uns neue Kraft und Zuversicht gibt. Wir wissen, ob wir lieber rote oder blaue Pullover tragen, wir machen uns Gedanken über die Farben unserer Tapeten, Teppiche und Möbel. Wir fühlen uns in einem Raum wohl oder eingeengt, wissen aber nicht genau, warum wir diese Empfindungen spüren. Ändert man darin die Farben, kann der ungemütliche Raum plötzlich zum Lieblingszimmer werden.

Licht wirkt nicht nur auf die Augen ein, sondern auf den ganzen Körper und den gesamten menschlichen Organismus.

Wer in der Physikstunde aufgepaßt hat, weiß, daß Licht verschiedene Frequenzen, das heißt Schwingungen hat. Diese Schwingungen werden in Nanometern (in Milliardstel Meter) gemessen. Jede Schwingung löst eine andere Reaktion in den Körperzellen aus. Um sich zu erneuern, braucht jede Körperzelle sogenannte Zytochrome (Zellfarbstoffe). Und die gehen leicht verloren, zum Beispiel durch verstärkte UV-Einstrahlungen und Umweltgifte. Schwingungen von Farben und Mineralien können Dissonanzen hervorrufen, die üble Folgen haben. Dies zeigt die Forschung über Farben und ihre Einflüsse z.B. auf den Wasserhaushalt des Körpers (Frieling, Heinrich: Das Gesetz der Farbe; 1968).

Nicht nur unsere Augen, sondern auch die gesamte Körperoberfläche – die Haut als unser größtes Sinnesorgan – ist für Licht empfindlich. Dabei ist die Skala der elektromagnetischen Schwingungen, die physiologisch wirksam sind, keineswegs auf den für Menschen sichtbaren Teil des Spektrums – etwa 380 bis 780 Nanometer – beschränkt. Auch die längeren Wellen im Infrarotbereich und die kürzeren im Ultraviolettbereich bewirken Effekte, die Einfluß auf unseren Organismus haben. Das Licht ist unsichtbare Energie. Was wir sehen, ist leuchtende oder beleuchtete Materie. Hierzu der Diplom-Psychologe Kurt Goersdorf: »Das Licht ist selbst keine Erscheinung, sondern bereits eine Kraft. Diese Kraft sehen wir nicht, wir nehmen nur ihren Einfluß wahr, und zwar am ganzen Körper und über Organe, die mit dem Tastsinn zusammenhängen.«

Manche Menschen sehen auch ohne die Augen

Es ist deswegen eigentlich gar nicht so besonders erstaunlich, daß es sogar Menschen gibt, die auch im Dunkeln oder mit verbundenen Augen »sehen« können. Sie sehen nicht mit den Augen, sondern mit den Fingerspitzen.

Es ist wohl eine der rätselhaftesten Entdeckungen der modernen Farbforschung, daß die amerikanische Hausfrau Patricia Ainsworth Stanley aus Flint (Michigan) im Dunkeln und mit verbundenen Augen mit ihren Fingerspitzen Farben erkennen kann. Sie kann das sogar mit Handschuhen aus durchscheinendem Kunststoff, dünner Wolle oder dünnem Gummi. Einzige Voraussetzung ist, daß die Hauttemperatur ihrer Fingerkuppen mindestens 24 Grad Celsius beträgt. 27 Grad erwies sich als die am besten geeignete Temperatur für diese Versuche. Der untersuchende Professor Youtz hat dann auch durch Tests mit seinen Studenten die fast unglaubliche Feststellung gemacht, daß etwa zehn Prozent – allerdings nur weibliche Teilnehmer – die gleiche Fähigkeit entwickelt hatten. Im »Science News Letter« und im »Life International« wurde unter den Überschriften »Sehen mit den Fingern« und »Farben mit den Fingern sehen« über vergleichbare Fälle berichtet. Auch die Zeitschrift »Das Farbenforum« berichtete über einen ähnlichen Fall, diesmal aus Rußland. Dr. Heinrich Frieling hat die umfangreiche Schilderung folgendermaßen zusammengefaßt:

Wissenschaftliche Untersuchungen haben gezeigt, daß es Menschen gibt, die Farben mit den Fingerspitzen erkennen können.

Fallbeispiel: Sehen mit den Fingern

»Die junge Russin Rosa Kuleschowa aus Nishnij Tagil arbeitet in einer Blindenschule und übte sich, bei verbundenen Augen in einer Fibel Buchstaben zu ertasten oder farbige Stoffreste mit den Fingern zu erkennen. Sie liest mit verbundenen Augen Zeitung und beschreibt Bilder. Dem Arzt Josif Goldberg fielen die ungewöhnlichen Fähigkeiten der jungen Russin auf. Er untersuchte Rosa Kuleschowa, die übrigens an Epilepsie leidet, genau. In der Swerdlowsker Nervenklinik befaßte sich auch Professor David Schäfer mit ihr. Er erklärte: ›Hier liegt eine äußerst seltene Erscheinung vor, wobei sich der Mensch so spezialisieren und die Hautempfindlichkeit so trainieren kann, daß er mit den Fingerspitzen das aufnehmen kann, was gewöhnlich mit dem Gesichtssinn wahrgenommen wird‹.

Zuerst glaubten die Neurologen und Psychologen natürlich, daß Rosa Kuleschowa auf den verschiedenen Oberflächen gewisse Oberflächenreize wahrnehmen würde. Sie konnten sich ihre unglaublichen

Fähigkeiten nicht erklären. Aber auch dann, wenn über die Bilder, Farben und Tageszeitungen Zellophan gelegt wurde, konnte das junge Mädchen den Farbkreis noch genau benennen. Die Farbe Weiß beschrieb sie als glatt, Schwarz fühlte sich für sie wie winzige Erbsen an, Grün beschrieb sie mit kleinen Quadraten, Rot spürte sie als Zickzacklinie.

Als nächstes machte man Versuche mit Schreibmaschinenschrift. Für einen geschulten Menschen ist die Schrift durch die Erhabenheit der Buchstaben relativ leicht zu lesen. Diesen Text zu entziffern fiel Rosa Kuleschowa schwerer, als einen darüber getippten farbigen Text, obwohl dieser weniger tief eingeschlagen war. Im Dunkeln und mit zusätzlich verbundenen Augen ertastete Rosa Kuleschowa das Licht von Leuchtfarben mit den Fingern durch eine drei bis vier Millimeter dicke Glasscheibe...«

Wie sehr Licht und Farbe den Menschen beeinflussen, geht auch aus der Tatsache hervor, daß Menschen, die gezwungen sind, in finsteren Höhlen zu leben, ihr optisches Wahrnehmungsvermögen verlieren. Zuerst nimmt der hochentwickelte Farbsinn ab, dann der Lichtsinn ganz allgemein.

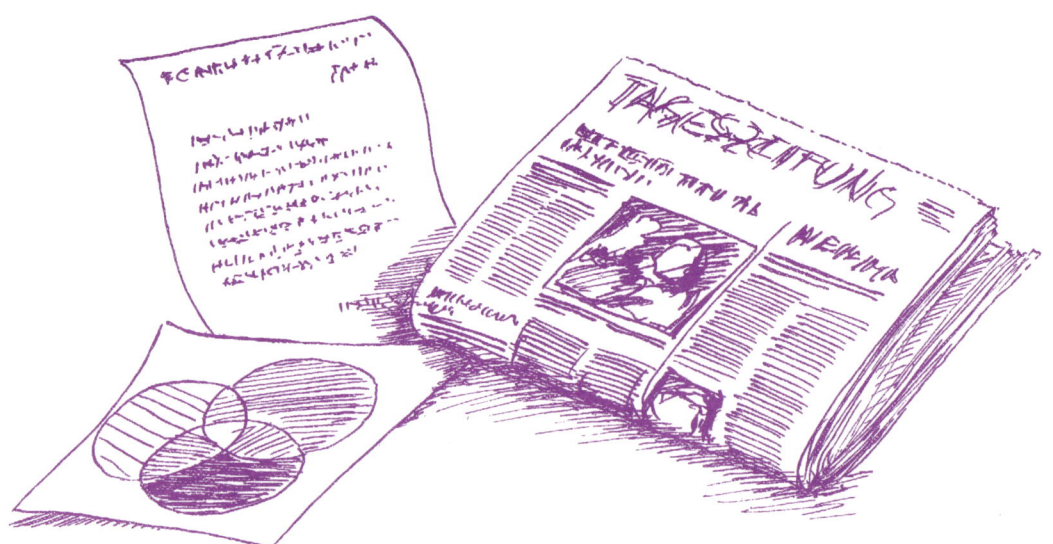

NATURHEILKUNDE, FARBEN UND EDELSTEINE

ALTES HEILWISSEN NEU ENTDECKT

In der modernen Schulmedizin wird die Kraft der Farben nur zögernd eingesetzt. Ganz anders ist das in der alternativen Medizin. Vieles vom Wissen der modernen Naturheilkunde war schon in der Antike und im Mittelalter fester Bestandteil aller Therapien. Damals trennte man auch nicht scharf zwischen Kunst und Wissenschaft. Bis zur Neuzeit war es einfach undenkbar, zwischen den einzelnen wissenschaftlichen Disziplinen zu trennen. In dem Zusammenspiel von Kunst, Philosophie und Religion hatte die Farbtherapie einen festen Platz.

Der ägyptische Sonnenkult – eine Farbtherapie

Hinweise auf die heilende und die Psyche beeinflussende Kraft der Farben findet man bei den Ägyptern schon um das Jahr 2500 vor Christus. Besonders bei den religiösen Ritualen um den Sonnenkult wurden Farben eingesetzt, um Priester und Tempeldiener in Ekstase oder Trance zu versetzen.

In den Tempelbezirken errichtete man kleine Meditationszellen. Sie waren immer nach Süden gerichtet und innen farbig ausgemalt. In den sonnendurchfluteten Räumen mit den sanften Farben der Kalk- oder Tempera-Wandbemalung fanden Kranke Heilung und Trost, beteten Herrscher und Priester.

Bei diesen Kulthandlungen waren die Farben der Kleidung, die farbige Bemalung der Haut ganz genau vorgeschrieben. Ein falscher Farbtupfer – und der Zorn der Götter konnte erweckt werden.

Die Kunst des Farbenherstellens und das richtige Anmischen der Farben war hoch angesehen. Nicht jeder durfte einfach bunte Kleidung tragen.

Bestimmte Monate und Tage waren immer bestimmten Farben zugeordnet. Das beschränkte sich nicht nur auf die Kleidung am Hofe und für die Priester, auch die Speisen der Hohenpriester und Könige unterlagen einer Farbordnung.

Die Reste altägyptischer Bauten lassen uns heute noch erahnen, welchen Farbenreichtum die Ägypter damals bereits verwendeten.

Strahlende Edelsteine als Heilmittel in Indien

Sehr frühe und ausgeprägte Formen der Farbtherapie findet man in der indischen Tradition. In alten Schriften aus der Zeit um 2000 vor Christus werden Behandlungsmethoden mit Edelsteinen beschrieben. Man bettete Kranke in die Sonne. Auf schmerzende und erkrankte Körperteile wurden dann kostbare Edelsteine gelegt, um farbiges Licht auf die betreffenden Stellen zu lenken. Weil Juwelen sehr klare Molekül- und Kristallformen besitzen, kann man mit ihrer Hilfe sehr reines Farblicht erzeugen.

Zur damaligen Zeit hatte man noch nicht das Wissen, bunte Glasstücke herzustellen. Also war man auf die teuren, geschliffenen Juwelen angewiesen. Deshalb blieb diese Behandlungsmethode hauptsächlich den Herrschenden vorbehalten.

Die Wirkung von Farben kann ebenso heilsam sein wie das Meditieren über sie.

Auch in Indien war es üblich, Patienten über Farben meditieren zu lassen. Die Bilder bestimmter Farbtöne vor dem inneren Auge, die in Gedanken »einzuatmen« waren, wurden als entspannend und heilsam empfunden. Die indischen Heiler waren überzeugt, mit dem bloßen Denken an eine bestimmte Farbe dieselben Erfolge zu erzielen wie mit einer praktisch angewandten Farbbehandlung.

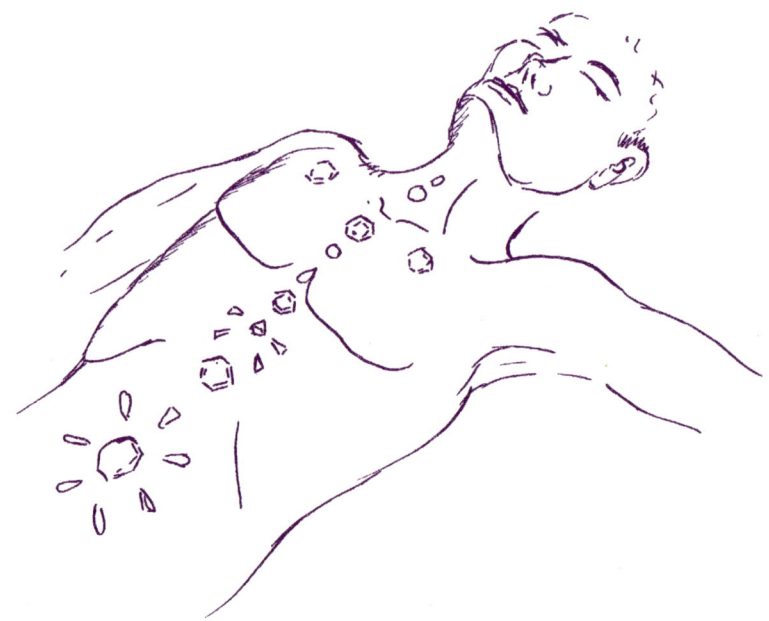

Licht- und Farbtherapien im Mittelalter

Der arabische Arzt, Philosoph und Alchimist Avicenna (980 bis 1037) war einer der bedeutendsten Gelehrten des Islam. Sein »Buch der Genesung« war jahrhundertelang maßgebend für die Medizin. Er baute auf die Lehre des Aristoteles von den vier Körperflüssigkeiten auf und schlug vor, mit Farben die verschiedenen Temperamente zu beeinflussen.

Man unterschied zwischen dem cholerischen, melancholischen, sanguinischen und phlegmatischen Temperament und ordnete diesen die vier Elemente Feuer, Luft, Erde und Wasser zu. Dies entspricht wiederum den vier Farben Rot, Gelb, Grün und Blau.

Aviennca glaubte, daß die Gefühle eines Menschen am vorteilhaftesten von Sonnenlicht, das durch gefärbte Glasscheiben in einen Raum fällt, stimuliert werden. Er schrieb in seinem Buch auch, daß Menschen mit Nasenbluten nicht in einem roten Raum behandelt werden sollten und daß die Behandlung mit der Farbe Blau bei depressiven Menschen zu vermeiden sei.

Mit der heiligen Hildegard von Bingen (1098 bis 1179) bekam die Farbtherapie in Europa wieder großen Einfluß. Ihr Gesamtwerk läßt sich in zwei große Themenbereiche unterteilen: in die theologischen und die naturheilkundlichen Schriften. In letzteren widmet sie einen großen Teil der Behandlung von Kranken mit Edelsteinen und Mineralien. Mit dem Wirken der heiligen Hildegard und ihrer Farbtherapie beschäftigen wir uns in diesem Buch noch ausführlich, wenn es um die Heilkraft der Edelsteine geht.

Farbtherapie und ganzheitliches Denken haben nachweislich eine lange Tradition in der Menschheitsgeschichte.

Die wohl kunstvollste und anspruchsvollste Verwendung von gefärbtem Glas finden wir in den bleiverglasten Fenstern der Kirchen und Kathedralen des Mittelalters. Im Mittelalter forschten die Gelehrten an Kirchen und Klöstern ganz im Sinne des ganzheitlichen Denkens. Mensch, Natur und Geist waren eine Einheit – nichts konnte getrennt gedeihen oder heilend behandelt werden. Man setzte deswegen Gesunde wie Kranke in die bunt leuchtende Lichtflut, die durch die Fenster in das Innere der Kirchenräume drang.

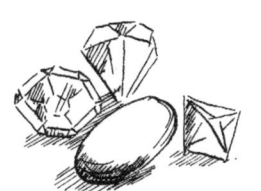
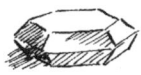

Erfolge der Farbtherapie im 19. und 20. Jahrhundert

Mit fortschreitender Technik wurde zu Beginn des neunzehnten Jahrhunderts die Heilkraft der Farben wieder an den Universitäten und in der medizinischen Forschung aufgenommen. Als erster konstruierte der Amerikaner Edwin Babbit einen einfachen Lichtstrahler mit Lichtbogen und austauschbaren Glasfiltern in den Farben des Regenbogens. Damit wurde die Behandlung mit farbigem Licht für viele erschwinglich. Hauptsächlich wurden psychisch Kranke mit den bunten Lichtern des Farbbogens behandelt.

Durch den physikalisch-technischen Fortschritt wurde es möglich, der Farbtherapie eine naturwissenschaftlich fundierte Grundlage zu geben.

Der italienische Arzt Ponza ließ schon 1875 in einer Nervenheilanstalt Behandlungszimmer total einfarbig einrichten. Jede Lampe, jeder Stuhl, Tische, Decken, Tapeten, ja sogar die Fenster waren einheitlich gestrichen. Kein Farbtupfer konnte den Patienten ablenken. Er war »eingehüllt« in die Schwingungen dieser einen Farbe. Er konnte für seine Therapie-Sitzungen zwischen einem roten, blauen, gelben und grünen Zimmer auswählen. Fest steht, daß Ponza mit seiner Farbbehandlung die Leiden seiner Patienten lindern konnte, eine endgültige Heilung gelang ihm aber nicht.

Ein aus Indien stammender Ingenieur, Ghadiali Dinash, entwickelte in den USA in den Jahren 1920 bis 1945 ein neues Farb-Behandlungssystem. Mit einem Diaprojektor projizierte er zwölf Standardfarben auf den Körper seiner Patienten. Er wollte so psychische Störungen beheben.

Der deutsche Arzt Felix Deutsch nahm diese Therapieform sehr ernst und entwickelte sie weiter. Er wollte den Zusammenhang zwischen Gemütsstimmungen und medizinischen Faktoren herausfinden. Wie der Italiener Ponza richtete er einen speziellen Therapieraum ein. Ein helles Zimmer mit großen Fenstern wurde mit austauschbaren gefärbten Scheiben versehen. Die Lampen wurden mit gleichfarbigen Glühbirnen ausgestattet. Die von Deutsch bevorzugten Farben waren ein warmes Rot und ein frisches Meergrün.

Wenn die richtige Farbe installiert war, verbrachte er mit dem Patienten etwa eine halbe bis zu einer Stunde in diesem Raum. Währenddessen trugen er und sein Patient farblich abgestimmte Kittel, um jede Farbschwankung und Ablenkung zu vermeiden.

Fünf bis zehn Einzelsitzungen veranschlagte er pro Behandlung. Seine damals Aufsehen erregenden Erfolge bei psychosomatischen Erkrankungen wie Schlaflosigkeit, Atemnot und Bluthochdruck schrieb er den Schwingungen der Farben und ihren Wirkungen auf den Organismus zu.

Nach jeder Sitzung im Farbraum befragte Felix Deutsch seine Patienten eingehend nach ihrer psychischen und physischen Verfassung. Außerdem kontrollierte er Puls, Atmung, Blutdruck und Muskelverspannungen. Nur so konnte er prüfen, inwieweit die intensiven einheitlichen Farbschwingungen den Organismus des Patienten beeinflußt hatten.

Wie alle Wissenschaftler, die sich mit Naturheilkunde beschäftigten, stellte auch er bei seiner Arbeit fest, daß ein enger Zusammenhang zwischen der subjektiven Einstellung des Patienten und den Heilerfolgen besteht.

Durch die vollkommene Harmonie der Farbtöne kommt es zu einer Harmonie der Emotionen. Das setzt wiederum einen selbstheilenden seelischen Prozeß in Gang.

Farben und die von ihnen ausgehende Harmonie setzen einen selbstheilenden Prozeß in Gang, der das Seelenleben stabilisieren kann.

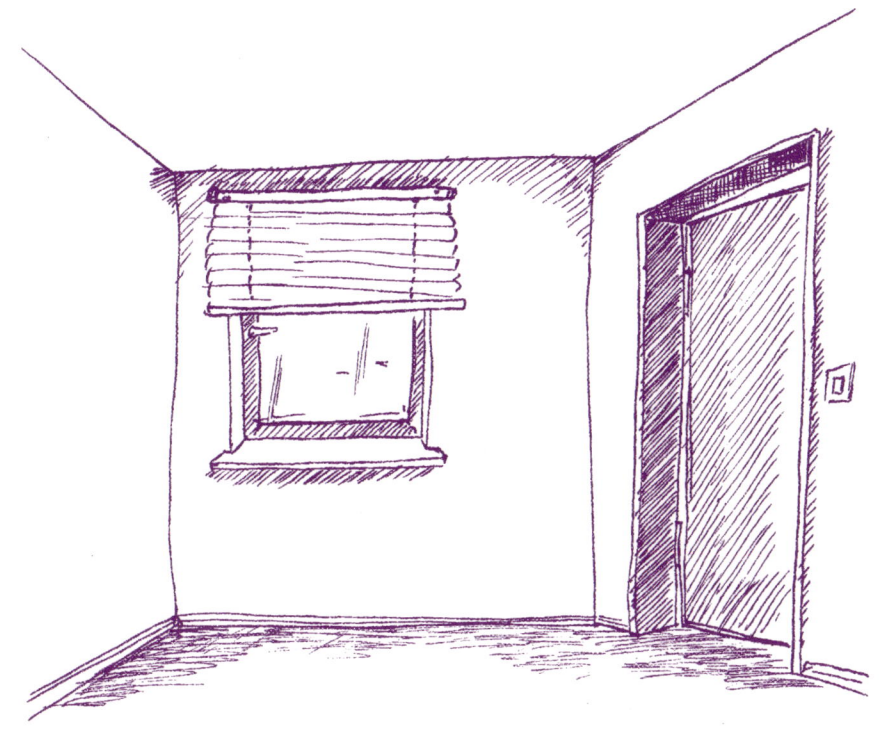

FINDEN SIE »IHRE« FARBE

WAS LIEBLINGSFARBEN ÜBER IHRE SEELE AUSSAGEN

In allen alten Kulturen galt es als erwiesen, daß die Farben Einflüsse auf die Seele haben. Man kann viel über einen Menschen an der Wahl seiner Lieblingsfarben erkennen, lernt etwas über seine seelische Verfassung kennen. Dazu ist aber mehr als ein einmaliger Farbtest notwendig. Denn anders als der Intelligenztest ist der Farbtest ganz stark von momentanen Stimmungen abhängig. Jahreszeiten, Ortsveränderungen, Streß und Beleuchtung können das Ergebnis sehr stark beeinflussen.

Der Farbtest – mehr als eine Spielerei

Der Farbtest ist weit mehr von Stimmungen abhängig als der Intelligenztest. Dadurch kann das Ergebnis stark beeinflußt werden.

Spaß soll Ihnen der Test machen. Damit Sie jedoch zu aussagekräftigen Ergebnissen kommen, sind einige Regeln wichtig:
• Die Farbflächen für den Test Sie finden auf den Innenseiten der vorderen und hinteren Klappe.
• Den Farbtest sollten Sie über einen Zeitraum von mindestens 14 Tagen mehrmals machen.
• Wichtig ist, daß Sie sich die Farben an verschiedenen Tagen zu unterschiedlichen Tageszeiten anschauen, mal bei künstlichem Licht, mal bei natürlicher Beleuchtung, mal ausgeruht, mal nach einem Arbeitstag voller Streß.

Schritt für Schritt zur Lieblingsfarbe
• Betrachten Sie im Laufe von 14 Tage in verschiedenen Situationen die abgebildeten Farbfelder auf den Buchklappen ganz genau.
• Wählen Sie diejenige Farbe aus, die Ihnen nach längerem Betrachten eindeutig am besten gefällt. Denken Sie dabei aber nach Möglichkeit nicht an bestimmte Kleider, Blumen oder modische Vorlieben. Lassen Sie sich nur von Ihren ureigenen Gefühlen im jeweiligen Moment des Farbbetrachtens leiten. Am besten kommen Sie zu einem Ergebnis mit der Frage: »Bei welcher Farbe fühle ich mich am meisten zu Hause?«
• Das Ergebnis Ihrer jeweiligen Suche nach einer »Wohlfühl-Farbe« notieren Sie sich. Auch wenn es Ihnen sehr schwerfällt, sich für eine einzige Farbe zu entscheiden, sollten Sie sich bei jedem Test auf einen

Farbton festlegen. Trösten Sie sich mit dem Gedanken, daß Sie die nächste Test-Sitzung in einigen Stunden oder am nächsten Tag machen können – und dann die Möglichkeit haben, sich auch für einen anderen Ton zu entscheiden.

• Nach 14 Tagen schauen Sie in Ihre Aufzeichnungen. Eine Farbe wird die meisten Nennungen haben – bei der Auswertung ist oft aber auch zu berücksichtigen, welche anderen Farben an zweiter oder dritter Stelle von Ihnen notiert wurden. In der folgenden Liste suchen Sie aber bitte nach der Farbe, die von Ihnen während des Tests am häufigsten genannt wurde.

Was Ihre Lieblingsfarben verraten

Wenn sie jetzt ganz sicher sind, welche der 22 vorgestellten Farben Ihnen am meisten zusagen, kann der Test sehr viel mehr über Sie aussagen als nur über Ihre jeweilige Stimmungslage.

Wie sieht es in Ihnen wirklich aus? Haben Sie mit sich selbst Probleme auszufechten? Sind Sie mit sich selbst vielleicht gar nicht wirklich zufrieden, weil Sie völlig gegen Ihr Naturell leben oder leben müssen? Wie sehen andere Sie? Werden Sie von anderen Menschen falsch verstanden?

Der Farbtest ist eine der einfachsten Methoden, mehr über sich zu erfahren und dabei einen Weg zu finden, wie Sie Streicheleinheiten für Ihre Seele gewinnen.

Der Farbtest bietet eine Möglichkeit zur Selbsterfahrung. Dabei lernt man einen besseren Umgang mit sich selbst.

1. Weiß

Wenn dies Ihr bevorzugter Farbton ist, kann daraus auf einen Hang zur Verleugnung der Realität geschlossen werden. Viele Menschen, die sich für diese Farbe entscheiden, haben sich im Laufe der Zeit eine eigene Welt aufgebaut – eine Scheinwelt. Niemand darf wirklich in diese Welt eindringen. Sie soll sauber bleiben wie die Farbe Weiß und wird deshalb verteidigt.

Weiß kann aber auch bedeuten, daß etwas vergessen werden soll. Irgendeine eigene Handlung oder ein Erlebnis aus der Vergangenheit belastet Sie so sehr, daß Sie es für immer ins Unterbewußtsein verbannen wollen.

Kinder wählen Weiß aus einer gewissen Scheu heraus – besonders kleine Mädchen.

Jede Farben hat ihre eigene Tendenz, auf die menschliche Psyche zu wirken.

2. Grau

Dieser Farbton gilt vor allem als ein Zeichen für Gradlinigkeit und Qualität – darauf wird Wert gelegt, im zwischenmenschlichen Bereich genauso wie bei allen anderen Dingen. Die Grau-Liebhaber verbergen aber zugleich ihre Gefühle und sind für andere schwer durchschaubar. Kummer und Trauer verdrängen sie schnell. Sie spielen immer den Starken, den Trostspender. Doch insgeheim wissen sie genau, daß sie sich oft überfordern. Deswegen leiden sie auch öfter als andere unter psychosomatischen Störungen. Wenn Sie dazugehören, sollten Sie herauszufinden versuchen, welcher Art Ihre verdrängten Erlebnisse waren. Vielleicht können Sie sich selbst gegenüber dann etwas anspruchsloser sein.

3. Schwarz

Für die wenigsten Menschen ist Schwarz wirklich die Lieblingsfarbe. Denken Sie beim Farbtest auf keinen Fall an Mode! Da kommt man dann nämlich zu ganz anderen Farbwertungen. Wenn Schwarz aber wirklich die Lieblingsfarbe ist, dann deutet dies oft auf einen schicksalhaften inneren Konflikt hin. Rot und Schwarz ergibt als Mischprodukt ein dunkles Rotbraun: Wer diese Farbe bevorzugt, »fühlt« mit dem Verstand, handelt immer sehr diszipliniert. Schwarz in Kombination mit Violett kann auf Selbstzerstörung hindeuten, besonders nach einem schweren Verlust oder in einer scheinbar ausweglosen Situation. Schwarz ist aber auch die Farbe für Durchhaltevermögen und standhaftes Ausharren.

4. Gelb

Menschen, die Gelb als Lieblingsfarbe benennen, sind sehr offen und allen Mitmenschen gegenüber aufgeschlossen. Sie sind an allem interessiert und verfügen, je nach Kulturkreis, oft über ein sehr umfassendes Allgemeinwissen. Sie lieben Bücher genauso wie interessante Gespräche, interessieren sich für Theater und Kunst, experimentieren gern. Sie können sich schnell in die Situation anderer versetzen. Von ihrer Umgebung werden sie als redegewandt und lebhaft eingeschätzt. Doch innerlich distanzieren sie sich gern und flüchten vor einer zu großen Nähe. Sie neigen zur Nervosität. Dadurch kommt die latente Empfindlichkeit leicht zum Ausbruch.

Kinder, die Gelb als Farbe vorziehen, sind leicht unkonzentriert, weil sie zu viele Informationen aufnehmen, die sie nicht einordnen und nicht schnell genug verarbeiten können.

5. Orange

Wegen ihrer Offenheit, ihrem liebenswürdigen Charme und ihrer Wärme allen Mitmenschen gegenüber werden diejenigen, die sich für Orange entscheiden, von ihrer Umgebung geliebt. Die Orange-Männer sind sich ihrer Anziehungskraft sehr wohl bewußt. Die Orange-Frauen wissen, daß ihnen die Männer zu Füßen liegen können. Nur die Eifersucht macht ihnen manchmal schwer zu schaffen.

Sie werden im Beruf weiterkommen, obwohl Rückschläge sich immer wieder mal einstellen. Das wirft sie seelisch zwar zuerst arg zurück, aber dann raffen sie sich zusammen und kommen in der nächsten Position wieder auf die Beine. Denn ihre hervorragenden Charaktereigenschaften – Wärme, Charme und Einfühlungsvermögen – erleichtern ihnen den Umgang mit neuen Kollegen oder in fremder Umgebung.

Die Farben Gelb und Orange liegen dicht beieinander. Doch ihr Einfluß im seelischen Bereich zeigt deutliche Unterschiede.

6. Gelbgrün

Lernen, das Ansammeln oder Ausbauen von Wissen ist eine der Lieblingsbeschäftigungen von denen, die sich für diesen Farbton entscheiden. Doch haben sie dabei auch immer ein Ziel im Auge. Das Wissen und das Erlernte muß sich gewinnbringend anwenden lassen. Philosophische Betrachtungen und abstrakte Abhandlungen sind nicht ihre Welt. Sie nehmen sich immer sehr viel vor, der Tagesablauf ist gut durchorganisiert. Improvisation ist nicht ihre Stärke. Unvorhergesehenes kann sie leicht aus der Bahn werfen. Bei all ihren Plänen und ehrgeizigen Zielen sollten sie sich aber auch mal eine Erholungspause gönnen. Ihren Urlaub verbringen sie lieber im Süden. Doch das Faulenzen allein, nur Sonne, Strand und Meer, ist ihnen zu wenig. Selbst der Urlaub muß bei ihnen mehr bringen als reine Erholung.

7. Maigrün

Wenn Sie sich hier wiederfinden, haben Sie vermutlich ein durch und durch glückliches Naturell. Sie genießen das Leben und möchten, daß auch die Menschen in Ihrer Umgebung zufrieden und glücklich sind.

Gelbgrün, Maigrün, Lichtgrün sind drei Nuancen einer Farbe. Trotzdem können sie vollkommen unterschiedlichen Charakteren zugeordnet werden.

Ihr Traum ist vermutlich etwas Beständiges, zum Beispiel ein Häuschen im Grünen, denn die Farbe spricht für Naturverbundenheit. Aber deswegen sind Sie noch lange kein romantischer Träumer. Alle Geldgeschäfte erledigen Sie mit sicherer Hand. Alles wissenschaftlich Unerklärliche ist Ihnen nicht ganz geheuer, trotzdem sind Sie immer wieder bereit, sich mit neuen Erkenntnissen und Vermutungen auseinanderzusetzen. Sie haben gern Menschen um sich, hassen es aber, wenn es förmlich und steif zugeht. Dann fühlen Sie sich beengt. Wie die meisten Menschen schätzen Sie Wohlstand und finanzielle Sicherheit, sind aber in Ihren persönlichen Ansprüchen eher bescheiden.

8. Lichtgrün

Sie lieben die leisen Töne, die stille Schönheit. Alles Ästhetische zieht Sie an. Obwohl Sie sich viele Gedanken um Freunde und Kollegen machen und herzlich an deren Leben teilnehmen, leben Sie mehr zurückgezogen, manchmal sogar fast etwas einsam. Sie haben ganz feste moralische Vorstellungen. Sie würden gerne die Welt verändern und haben auch viel Verständnis für revolutionäre Ideen, jedoch fehlt Ihnen oft die Härte, sich durchzusetzen. Auch wenn der Lichtgrün-Typ mal energisch auftritt und sogar Untergebene anbrüllt – im tiefsten Kern ist er ein weicher und scheuer Mensch. Weil sie hohe Ideale haben, finden viele nur schwer den Partner, den sie sich erträumen. Sie führen lange Gespräche mit ihrem eigenen »Partner Kopf«, aber sie werden all diese Gedanken, Träume und Wünsche kaum aussprechen. Dazu sind sie viel zu scheu.

9. Olivgrün

Wer sich für diese Farbe entscheidet, wirkt nach außen fast immer heiter und gelöst. Dabei tobt in seinem Inneren oft ein harter Kampf. Diese Menschen würden sich so gerne bei einem starken Partner anlehnen. Da sie sich aber einmal vorgenommen haben, eine selbständige und unabhängige Existenz zu führen, schlüpfen sie während ihres Lebens oft in eine Rolle, die ihnen ein paar Nummern zu groß ist. Das bringt sie in Konflikte, die sie aber erfolgreich verdrängen. In Berufen, in denen Härte und Rücksichtslosigkeit gefordert ist, sind sie fehl am Platz. Beide Eigenschaften verabscheuen sie aufs tiefste. Kreative und abwechslungsreiche Jobs sind für sie eine Voraussetzung für eine vielversprechende Karriere.

Die Bandbreite der Grüntöne umfaßt den Natur- und Menschenfreund, den Pedanten wie auch die putzsüchtige Hausfrau.

10. Grün

Für die Grün-Menschen zählt nur, was sie sehen und anfassen können. Mit spiritistischen und ästhetischen Betrachtungen können sie überhaupt nichts anfangen. Jedes Angebot, jede Freundlichkeit betrachten sie zuerst einmal mit einer gehörigen Portion Skepsis. Die Bandbreite der Liebhaber der verschiedenen Grüntöne reicht vom Natur- und Menschenfreund bis zum nervenden Pedanten und zur Hausfrau mit Putzsucht. Deswegen kommt es besonderes bei den Grüntönen darauf an, welches die weitere Lieblingsfarbe ist. Wenn Sie neben dem reinen Grün auch Gelb und Gelbgrüntöne bevorzugen, können Sie besonders gut mit Geld umgehen. Berufe im Bank-, Versicherungs- und Anlagegeschäft sind für sie besonders zu empfehlen.
Wenn Sie aber zu anderen warmen Farben wie Rot und Orange tendieren, dann sind Sie ein sehr familienorientierter Mensch. Sie können gut auf andere eingehen, haben viel Geduld und großes Einfühlungsvermögen.

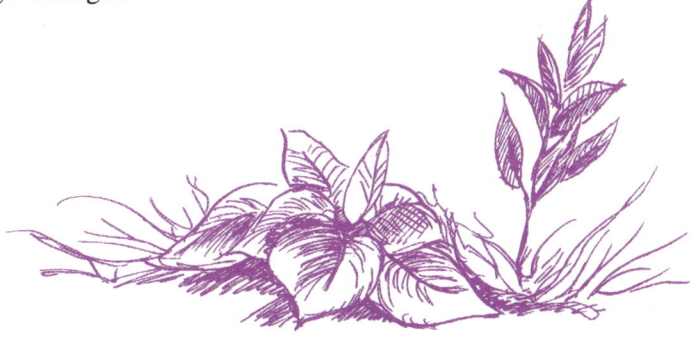

11. Blau

Menschen, die als ihre ausgesprochene Lieblingsfarbe ein klares Blau nennen, sind meist sehr genau und ordentlich. Unvorhergesehenes, Unordnung und Unbekanntes sind ihnen ausgesprochen unangenehm. Bei anderen Menschen glauben sie beim ersten Kennenlernen bedingungslos an die guten und freundlichen Absichten. Sie setzen immer das Beste voraus. Damit fallen sie dann manchmal auf die Nase – aber wenn sie die Enttäuschung überwunden haben, kommen sie wie ein Stehaufmännchen schnell wieder auf die Beine. In allen Krisensituationen bewahren sie die Ruhe und sind ein Fels in der Brandung. Eigentlich sind sie von sich selbst sehr überzeugt, aber das lassen sie ihre Umwelt kaum spüren.

Wenn Kinder Blau lieben, kann das ein Zeichen von Frühreife sein und ein Mangel an Ausdrucksmöglichkeiten ihrer Gefühle.

12. Hellblau

Eine Maxime im Leben der Hellblau-Typen ist es, nie und unter keinen Umständen auch nur die kleinste Schwäche zuzugeben. Und weil sie sich oft viel mehr vornehmen, als sie jemals schaffen könnten, stürzen sie sich in immer neue Konflikte. Aber die verdrängen sie mit Erfolg. Ihre Umgebung wird von all den Zweifeln und den Ängsten, die sie dann plagen, kaum etwas merken. Leichte Stimmungsschwankungen können sie perfekt kaschieren. Dabei haben sie ein großes Bedürfnis nach Geborgenheit und Sicherheit. Doch ihre Persönlichkeit läßt es nur sehr selten zu, daß sie diese Wünsche auch mal äußern. Deswegen werden sie nur schwer einen Partner finden. Weil sie sich selbst gegenüber nicht zugeben wollen, daß sie Geborgenheit suchen, können sie das auch einem eventuellen Partner nicht vermitteln. Ihre Selbstbeherrschung und ihr Wissen um den Wunsch nach Geborgenheit sind ideale Voraussetzungen für alle Pflegeberufe. Denn immer dann, wenn sie sich besonders gestreßt fühlen, üben sie sich in Geduld – zum Wohle anderer oder Schutzbedürftiger.

13. Grünblau

Wer diesen Ton als seine Lieblingsfarbe nennt, vor allem in Verbindung mit Purpur, Violett oder Lila, besitzt eine sehr originelle Persönlichkeit. Von Konventionen und bürgerlichen Traditionen halten die Grünblau-Menschen fast gar nichts. Ein Arbeitsplatz, an dem sie pünktlich um neun Uhr morgens am Schreibtisch sitzen müssen und wo um Punkt fünf Uhr Feierabend ist, wird ihnen schnell langweilig. Außerdem werden sie mit ihren rebellischen Ideen bestimmt niemals zu den Lieblingen der Vorgesetzten gehören. In ein Schema kann man sie nicht pressen. Sie trauen nur wenigen Menschen. Deswegen verbergen sie ihre Gefühle. Auch die schwersten Schicksalsschläge wird man ihnen kaum anmerken – nicht mal dann, wenn die Grünblau-Typen selbst manchmal das Gefühl haben, jetzt gleich wie ein Vulkan ausbrechen zu müssen. Aber obwohl sie zum Egoismus neigen, werden sie sich immer wieder beherrschen – fast nie aber wird ein Außenstehender einen Gefühlsausbruch bei ihnen erleben.

Hinter Grünblau-Liebhabern verbirgt sich meist eine originelle Persönlichkeit, während derjenige, der Ultramarin bevorzugt, sich als sehr selbstgerecht herausstellt.

14. Ultramarinblau

Weil sie selbst treu, zuverlässig und grundehrlich sind, und weil sie selbst auch immer nach ihren Maximen handeln, haben diese Menschen meistens schon einige Enttäuschungen erlebt. Das macht sie manchmal etwas zu selbstgerecht. Und das ist nicht gerade eine Eigenschaft, mit der man Freunde erobert. Trotz ihrer Neigung, sich gerne abzusondern, sind sie gute Gesellschafter und in der richtigen Umgebung auch recht angenehme und geistvolle Gesprächspartner. Vieles hängt von der gewählten Zweitfarbe ab. Ist es Rotorange? Dann können diese Menschen Liebe und Zuneigung nur sehr selten offen zeigen, obwohl sie selbst sehr viel Zuwendung bekommen. Ist die Zweitfarbe Gelb, dann sind sie ausgesprochen kämpferisch. Alles, was sich ihren Plänen in den Weg stellt, werden sie gnadenlos beiseite räumen. Trotzdem erreichen sie nicht immer ihr Ziel, denn sie spekulieren auch ganz gern und scheuen das Risiko nicht – genau das aber kann dann ins Auge gehen.

15. Rot

Sie genießen das Leben in vollen Zügen. Aber die Rot-Menschen stellen auch recht große Ansprüche ans Leben. Außerdem sind sie sich selbst gegenüber ebenfalls sehr anspruchsvoll. Sie verlangen sich immer volle Leistung und ganzen Einsatz ab. Aus Begeisterung für eine Sache sind sie leicht dazu bereit, auch mal etwas zu übertreiben. Aber ihr handfester und bodenständiger Charakter hilft ihnen über vieles hinweg. Sie können sich gut in die Höhen und Tiefen einer anderen Persönlichkeit hineinversetzen und zeigen auch in ungewöhnlichen Situationen viel Verständnis für andere. Das geht ihnen aber dann gründlich ab, wenn man ihnen selbst nicht die notwendige Zu-

Der Rot-Mensch ist ein Genießer mit hohen Ansprüchen, aber mit Leistungswillen und Einsatzbereitschaft. Der Rosa-Mensch lebt häufig in einem Wolkenkuckucks-heim. Seine guten Absichten stehen oft im Gegensatz zur Realität.

wendung widmet. Mittelpunkt oder Hauptfigur in allen Lebenslagen möchten sie sein. Und meistens schaffen sie das auch.

Kleine Kinder ziehen generell Rot vor. Das hängt mit der Ausbildung des die verschiedenen Wellenlängen verarbeitenden Gehirns zusammen. Die Vorliebe für eine andere Farbe bildet sich erst, wenn die Entwicklung des Gehirns fortschreitet und damit die Unterscheidungsmöglichkeiten der verschiedenen Farben durch das Zusammenspiel der Nervenzellen im Gehirn größer werden. Eine interessante Untersuchung in den USA hat ergeben, daß Kinder, die auf dem Land leben, länger als reizüberflutete Großstadtkinder die Farbe Rot vorziehen. Die Stadtkinder dagegen haben in größerer Zahl eine Vorliebe für das kühlere Blau.

16. Rosa

Diejenige, die sich für Rosa entscheiden, machen ihre Farbe oft auch zur Lebenseinstellung: Viele leben auf einer rosaroten Wolke. Ihre Planung und ihr Wille erscheinen Außenstehenden zwar fast immer sehr vernünftig. Doch leider liegt dann zwischen dem wirklichen Handeln und Tun ein meilenweiter Hindernislauf mit oft nicht zu überwindenden Hürden. Immer haben sie so gute Absichten, doch mit der Erfüllung der Pläne wird es trotzdem nichts. Deswegen fühlen sie sich oft unverstanden und einsam. Sie geben lieber schnell auf, ziehen sich zurück, als daß sie ihre Pläne und Absichten durchsetzen. Sie wirken oft abgehoben und exzentrisch, dies zeigt sich oft auch an ihrer ausgefallenen Kleidung, an ihrer sehr gewählten Ausdrucksart. Wenn sie nicht zusätzlich zumindest eine kleine oder heimliche Vorliebe für Blau oder Rot haben, bleiben sie auf ihrer Wolke. Ihre Schüchternheit kann sich dann bis ins Krankhafte steigern.

17. Purpur

Sie versuchen alle Geschehnisse um sich herum in ihr eigenes, manchmal etwas egoistisches Weltbild einzuordnen. Da das aber nicht immer den Tatsachen entspricht, sind die Purpur-Menschen schnell unzufrieden und ziehen sich innerlich zurück. Doch weder ihre Kollegen noch ihre Familie merken das so richtig, denn sie können Resignation und Enttäuschung gut verbergen. Ihre Furcht, nicht verstanden zu werden, führt zu Depressionen und gedrückter Stimmung. Um beiden Gefühlszuständen zu entfliehen, stürzen sie sich in die Arbeit. Besondere Produktivität entwickeln sie bei neuen Entwürfen, der

Umplanung eingefahrener Organisationswege oder der Umstrukturierung ganzer Arbeitsabläufe.

Wenn Kinder für die Farbe Purpur eine besondere Vorliebe haben, leben sie gern in einer Märchenwelt, und es fällt ihnen auffallend schwer, logisch zu denken.

18. Violett

Diese Menschen wirken oft sehr in sich gekehrt. Stundenlang können sie über eine Aussage oder eine an sich belanglose Bemerkung eines Gesprächspartners grübeln. Auf ihre Umgebung wirken sie meist etwas verträumt und abwesend. Sie suchen Anschluß, nehmen dann aber oft doch nur unverbindlich Kontakt auf. Vor zu großer Nähe schrecken sie am Ende zurück. Die Sehnsucht nach ungestörten Stunden ohne Gespräche oder auch nach mit Tagträumen ausgefüllter Zeit – das ist fast typisch für sie.

Sie haben ein Talent, lange Gespräche mit Freunden zu führen, aber leider nur in ihrem Kopf. Wirklich aussprechen werden sie keinen einzigen der wohl zurechtgelegten Sätze. In dieser selbstauferlegten Einsamkeit überfällt sie immer wieder plötzliche Unruhe. Die können sie dann oft nur ausdrücken, indem sie diese Energie in einer künstlerischen Tätigkeit ausleben.

19. Lila

Bei Menschen, die noch sehr jung sind und die Farbe Lila besonders gern mögen, weist das auf eine sehr sensible Persönlichkeit hin. Sie nehmen alle Ereignisse, Eindrücke und Einflüsse von außen sehr ernst und manchmal auch tragisch. Eine gewisse Leichtigkeit im Umgang mit Gefühlen fehlt aber auch den Älteren oft völlig. Alles Magische und Geheimnisvolle zieht sie an. Sie lesen jedes Horoskop, würden nie in einem Hotelzimmer mit der Nummer 13 wohnen und an einem Freitag, dem Dreizehnten, würden sie am liebsten gar nicht erst aufstehen. Auch körperlich neigen sie zur Anfälligkeit. Wenn andere einen Schnupfen haben, wächst es sich bei ihnen gleich zur handfesten Grippe aus.

Kindern, die Lila lieben, sollte man besonders viel Aufmerksamkeit widmen. Irgend etwas bedrückt sie, sie können dies aber meistens nicht ausdrücken. Versuchen Sie, solche Kinder möglichst malen, singen oder eine andere musische Tätigkeit ausüben zu lassen. Das kann sie von inneren Ängsten befreien.

Purpur, Violett, Lila sind unterschiedliche Farben und sie stehen auch für unterschiedliche Persönlichkeiten: Egoisten, Grübler, Esoteriker.

20. Ocker

Bei den Ocker-Typen treffen wir meist auf nüchterne Menschen, die alle Dinge so sehen, wie sie wirklich sind. Von magischen und mystischen Einflüssen halten sie gar nichts. In ihrer mitfühlenden und offenen Art gehen sie herzlich auf ihre Mitmenschen ein. So solide und geradlinig, wie sie in ihrem Charakter sind, sind auch die Ziele gewählt, die sie sich stecken – erreichbare Ziele. Mit künstlerischen und geistigen Werten haben sie oft nur wenig im Sinn, sie stellen oft materiell geprägte Fragen: »Was bringt mir das? Wo ist der materielle Wert einer Sache?« Auch wenn die Lage mal ziemlich ausweglos erscheint, bewahren sie einen kühlen Kopf. Sie sind zäh und zielstrebig genug, um mit jeder Katastrophe fertig zu werden. Für seelische Konflikte, bei anderen ebenso wie bei sich selbst, haben sie wenig Verständnis. Im Beruf erreichen sie selten die erste Position. Obwohl sie kaufmännisch und praktisch veranlagt sind, wollen sie auch gar nicht um den Chefposten kämpfen. Sie sind eben realistisch und schätzen sich richtig ein. Aber sie lassen sich auch leicht ausnutzen.

Intriganten sind sie jedoch kaum gewachsen. Deren verdrehten Gedankengängen können die Ocker-Typen kaum folgen – und wollen es auch nicht.

Ocker und Braun sind Farben, die nahezu identisch sind. Sie werden von Menschen geschätzt, die von Materialismus aber auch von Herzlichkeit und einem gradlinigen Charakter gekennzeichnet sind.

21. Braun

Wer sich für diese Farbe entscheidet, steht mit beiden Beinen in der Welt. Richtig aus der Haut fahren können diese Menschen meistens nur, wenn man ihnen an die Ehre will oder wenn es um ihre Kinder oder ihre Familie geht. Die verteidigen sie bis zum Letzten. Mit verbissener Ausdauer versuchen sie, all ihre Ziele zu erreichen. Außenstehenden fällt das manchmal gar nicht auf. Aber sie verlieren ihr Ziel nie aus den Augen, auch wenn es jahrelang dauert, bis es endlich erreicht ist. Das kann bis zu zwanghaften Handlungen führen. Wenn Sie sich in diesem Bild wiedererkennen, sollten Sie auch die von Ihnen an zweiter Stelle genannte Farbe berücksichtigen. Denn bei diesem Test werden die von der zweiten Farbe ausgehenden Signale oft vom Braun überdeckt, sind aber fast ebenso wichtig.

Und wie bei dem Test kann es Ihnen auch im Leben ergehen. Versuchen Sie deshalb, häufiger mal etwas Abstand von Ihren eigenen Vorstellungen zu gewinnen. Vielleicht übersehen Sie sonst zu oft nicht nur die Wünsche und Vorstellungen Ihrer Umwelt, sondern auch Ihre eigenen.

22. Dunkelbraun

Diese Menschen versuchen, alles im Leben über den Kopf zu regeln, Gefühle und Stimmungen oder Entscheidungen aus dem Bauch heraus sind für sie wie unerwünschte chemische Reaktionen. Scharfsinnig, taktvoll und mit viel diplomatischem Sinn erfassen sie sofort, was ihnen nützt und was ihnen schadet. Was sie erreichen, bewahren sie und werden es auch noch mehren. Sie können es gar nicht verstehen, daß manche Menschen bei ihnen edle Vorstellungen von Schönheit, Glaube und Moral einklagen – sie tun keinem bewußt weh, bestehen aber auch auf dem, was ihnen ihrer Meinung nach zusteht.

Kinder, die Dunkelbraun lieben, sind meist sehr eigenwillig und haben ganz feste Vorstellungen von ihrem zukünftigen Leben. Von ihren Eltern lassen sie sich nur sehr ungern und schwer auf einen bestimmten Weg bringen. An jeder Kreuzung wollen sie selbst entscheiden, wo es langgeht.

Man kann sagen, daß jeder, der Dunkelbraun als seine Farbe wählt, wirklich mit beiden Beinen im Leben steht.

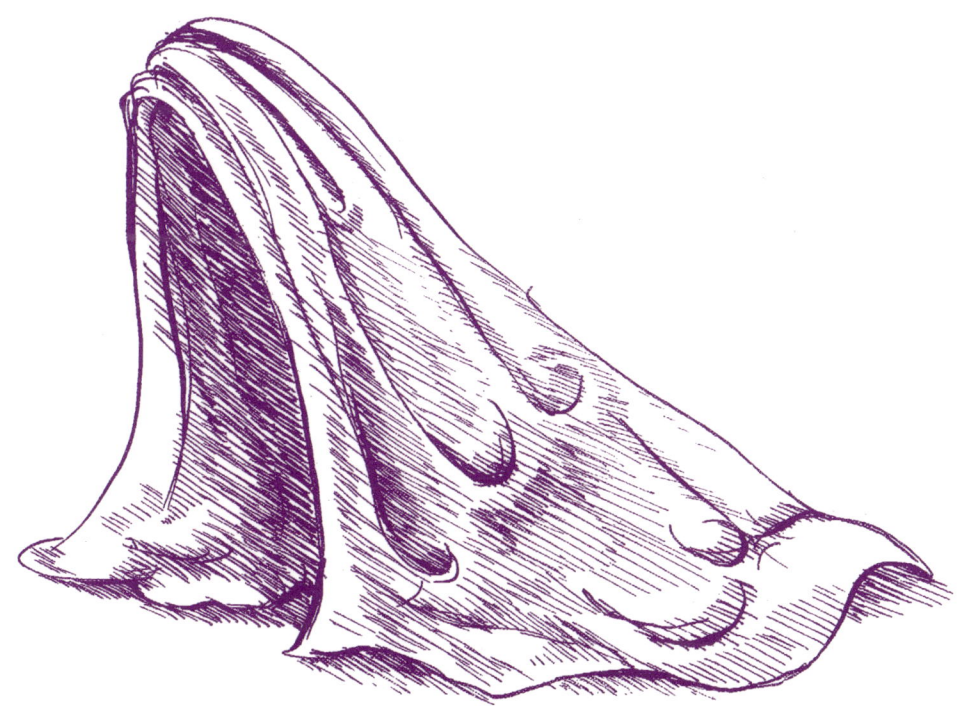

41

DAS HEIMLICHE LEBEN DER FARBEN

WIE SEELE, GEMÜT UND KÖRPER IN EINKLANG KOMMEN

Wie sehr uns Farben beeinflussen, kann jeder Mensch an sich selbst schnell feststellen. Ohne Licht und das Spiel der verschiedenen Farben wird jeder Mensch schnell melancholisch und traurig. In alten Kulturen war das Studium der menschlichen Seele hochangesehen. Auf vielen Gebieten waren unsere Vorfahren uns weit überlegen. Besonders auf dem Feld der Farbtherapie können wir aus diesem uralten Wissen schöpfen. Vor allem die indische Kultur lehrt uns viel über das Zusammenspiel von menschlichem Seelenleben und der Gemütslage sowie dem physischen Körperempfinden.

Ayurveda – die Mutter der Medizin

Im Gegensatz zur naturwissenschaftlich ausgeprägten modernen Medizin, die an hochentwickelten Apparaten und chemischen Formeln, Gen-Versuchen und Computerauswertungen orientiert ist, präsentiert sich die indische »Ayurveda-Therapie« als sanfte medizinische Alternative.

Die indische Ayurveda-Therapie bietet eine Alternative zur westlichen Apparate- und Computermedizin.

In der heutigen Gesellschaft mit ihren vielfältigen Belastungen durch die unterschiedlichsten Streßfaktoren, durch eine Überreizung der Sinne mit Informationen, Farben, Bewegungen und deren Folgen, gewinnt diese ganzheitliche Betrachtung des menschlichen Organismus immer mehr an Bedeutung.

Historiker und Mediziner sind sich bis heute nicht einig, ob Ayurveda – die indische Heilkunst – nun 2500 oder 5000 Jahre alt ist. Unbezweifelt ist, daß es sich dabei um das älteste ganzheitliche Naturheilverfahren handelt, das heute mit großem Erfolg in der ganzen Welt praktiziert wird.

Nicht die Funktionstüchtigkeit der einzelnen Bauelemente unseres Körpers, sondern der ganze Mensch mit all den Umwelteinflüssen steht im Mittelpunkt dieser uralten Lehre.

Gesundheit ist der natürlichste Zustand des Körpers

Wer sich von Ayurveda nun allerdings mystische und geheimnisvolle Erlebnisse erhofft, der wird enttäuscht werden. Denn das Prinzip ist ganz einfach, so daß jeder Mensch mit ganz simplen Mitteln, ohne viel Aufwand und ohne irgendwelche Zwänge durch Ayurveda zu einem gesteigerten Wohlbefinden, zu besserer Gesundheit und psychischer Ausgeglichenheit finden kann. Dazu braucht er weder einen allmächtigen Guru noch einen hochspezialisierten Arzt.

Der Begriff Ayurveda setzt sich aus den beiden Sanskritwörtern Ayus für Leben und Veda für Wissen zusammen. Ayurveda wurde nie als eine Art Geheimlehre betrachtet. Das Wissen war allen Interessierten zugänglich. Die weltoffene und auch atheistischen Ideen nicht abgeneigte Lehre verlieh Ayurveda die Flexibilität, um sich auf der ganzen Welt als die »Mutter der Medizin« zu verbreiten.

Ayurveda ist gewissermaßen die »Mutter der Medizin«. Die Grundlage des Ayurveda sind überwiegend pflanzliche Arzneimittel.

Gesundheit – so die wichtigste Aussage – ist der natürlichste Zustand des Körpers. Gesundheit ist die Harmonie von Geist, Seele, Körper, Verhalten und Umgebung. Wird dieses Gleichgewicht gestört, können Krankheiten und psychische Unregelmäßigkeiten auftreten. Um ein gestörtes Gleichgewicht wiederherzustellen, werden zwanzig Methoden angeboten, angefangen von Massagen mit speziellen Ölen über farbige Gewürzmischungen, Tees, Aroma- und Farbtherapien bis hin zu ayurvedischen Arzneien.

Die fünf lebenswichtigen Elemente

Jeder Mensch muß zuerst erkennen, wie seine Natur beschaffen ist, und muß die Ursachen finden, die sein Gleichgewicht stören können. Nach Ayurveda sind der Körper und alle seine Teile aus fünf Elementen bzw. Elementartäuschungen (Pancabhutas) zusammengesetzt. Es sind dies

- Prithvi = Erde
- Jala = Wasser
- Tejac = Feuer
- Vaju = das Bewegliche, die Luft
- Akasa = Raum

Auch die Nahrung ist aus den fünf Elementen zusammengesetzt. So kann dafür gesorgt werden, daß die gleichen Elemente im Körper mit neuen Energien versorgt werden.

Der Mensch ist ein in sich abgeschlossener Mikrokosmos, der in einem Makrokosmos oder Universum lebt. Im Menschen liegen daher alle Elemente (Pancabhutas) vor, die auch im Makrokosmos zu finden sind.

Die Kenntnis der fünf lebenswichtigen Elemente hilft also, Stoffe, Farben oder Schwingungen und damit auch Arzneimittel auf der Basis ihrer Eigenschaften (z.B. fest – schwer, flüssig – kühl, heiß – scharf, rauh – bewegend, hell – geräumig) zu erstellen. Beim Menschen stehen diese Stoffeigenschaften in Beziehung zu den fünf Sinnen. Dadurch wird der Mensch in die Lage versetzt, einen ganz persönlichen Kontakt zum Universum herzustellen.

Die drei Doshas – der Schlüssel zum Verständnis

Auch sie leiten sich aus den fünf Elementen ab: Äther (Raum), Luft, Feuer, Wasser und Erde.

• Das erste nennt sich Vata, leitet sich ab aus den Elementen Raum und Luft und stellt das Bewegungsprinzip dar. Dieses Dosha ist verantwortlich für die Verständigung innerhalb des Körpers und den Transport von allen Stoffen.

• Das zweite Dosha heißt Pitta und leitet sich vom Feuer ab. Es ist damit für den Stoffwechsel verantwortlich, also für die Verdauung und den Wärmehaushalt.

Die Typologie der drei Doshas – Vata, Pitta, Kapha – ist der Schlüssel zum Verständnis von Ayurveda. Ziel dieser Medizin ist es, ein Gleichgewicht der drei Doshas im Menschen herzustellen.

• Das dritte Dosha heißt Kapha und vertritt Wasser und Erde. Es steht für den Zusammenhalt und die Stabilität. Es ist verantwortlich für biologische Stärke, Widerstandskraft und Struktur im Körper.

In jedem Menschen sind nach der Ayurveda-Lehre alle drei Doshas vertreten. Aber nur bei den wenigsten Menschen sind sie gleich stark ausgeprägt. Meist haben nur ein oder zwei Doshas bei einem Menschen das Übergewicht.

Deswegen sprechen die Ayurveda-Ärzte vom Vata-Typ, dem Pitta-Typ und dem Kapha-Typ. Am meisten sind aber die gemischten Typen vertreten. Dann spricht man von den Vata-Pitta-, den Pitta-Kapha-Typen und so weiter.

Im ersten Schritt sollte man deshalb also feststellen, welche Typologie auf einen selbst zutrifft. Um Ihnen dabei zu helfen, haben wir einen kleinen Test zusammengestellt:

Test zur Ermittlung Ihres Dosha-Typs

Hinter jeder Frage finden Sie hier drei Antwortmöglichkeiten. Bitte kreuzen Sie dort diejenige an, die für Sie zutreffend ist. Manche Fragen sind nicht ganz einfach zu beantworten. Deshalb kann es hilfreich sein, den Test gemeinsam mit einer weiteren Person zu machen. Dies hilft vor allem, die Fragen nach dem äußeren Erscheinungsbild zu beantworten.

Frage	*Antwort 1*	*Antwort 2*	*Antwort 3*
Sie sind	zu dünn	gerade richtig	zu dick
Ihr Knochenbau ist	feingliedrig	normal	grob
Sie sind	groß/klein	mittelgroß	stämmig
Ihre Schultern sind	schmal	mittel	breit
Ihre Hüften sind	schmal	mittel	breit
Ihr Haar ist	normal	schütter	dicht
Ihre Haut ist	trocken	sommersprossig	weich u. glatt
	dunkel	rosa	hell u. weiß
Ihr Gesicht hat	unregelmäßige Züge	markante Züge	rundliche Züge
Ihre Brust ist	flach	normal	voll
Ihre Nase ist	klein	mittel	groß
	schmal/lang	spitz	breit
Ihre Lippen sind	schmal	weich	breit
Die Farbe ist	dunkel	rot	samtig

Frage	Antwort 1	Antwort 2	Antwort 3
Ihre Augen sind	klein dunkel trocken	groß hell gerötet	groß wässrig feucht
Ihre Zähne sind	schief	mittelgroß	groß, gerade
Ihre Finger sind	lang	regelmäßig	breit
Ihre Nägel sind	brüchig	weich	kräftig
Ihre Füße sind	lang, zart	mittelgroß	breit, groß
Ihre Füße und Hände sind	kalt trocken	warm rosa	kühl feucht
Ihre Venen sind	sichtbar	kaum sichtbar	nicht sichtbar
Ihre Fettpolster sitzen	an der Taille	sind verteilt	an Po und Schenkeln
Sie gehen	schnell	normal	langsam
Sie sind	sehr aktiv	aktiv	etwas langsam
Sie schlafen	leicht unterbrochen	ausgeglichen kurz	schwer lang
Sie trinken	unregelmäßig	genug	nicht genug
Sie essen	veränderlich	stark	mäßig
Sie schwitzen	selten geruchlos	viel mit Geruch	normal mit angenehmem Geruch
Ihr Gedächtnis ist	mittelmäßig	sehr gut	gut

Frage	Antwort 1	Antwort 2	Antwort 3
Sie sprechen	☐ schnell	☐ laut	☐ musikalisch
Sie entscheiden	☐ ungern	☐ schnell	☐ überlegt
Sie handeln	☐ verschwenderisch	☐ überlegt	☐ sparsam
Sie sind	☐ schüchtern	☐ eifersüchtig	☐ fürsorglich
	☐ nervös	☐ ehrgeizig	☐ langsam
	☐ unsicher	☐ egoistisch	☐ selbstsicher
	☐ schöpferisch	☐ praktisch	☐ belastbar
Sie lieben	☐ Reisen	☐ Sport	☐ Ruhe
	☐ Kunst	☐ Politik	☐ Wirtschaft
	☐ Esoterik	☐ Luxus	☐ gutes Essen
Sie hassen	☐ Kälte	☐ Hitze	☐ Kälte
	☐ Trockenheit	☐ Mittagssonne	☐ Feuchtigkeit
	☐ Wind	☐ Nebel	☐ Sturm

Testauswertung

■ Ein Vata-Typ sind Sie, wenn Sie in der ersten Spalte mit den Antworten 1 die meisten Kästchen angekreuzt haben.

■ Die meisten Punkte in der Spalte mit den Antworten 2 weisen auf den Pitta-Typ hin.

■ Eine deutliche Überzahl von Kreuzchen in der Spalte für Antwort 3 läßt auf einen Kapha-Typ schließen.

■ Besonders glücklich können Sie sich schätzen, wenn sich die Punkte auf alle drei Spalten gleichmäßig verteilen. Denn dann sind sie wirklich eine sehr ausgeglichene Persönlichkeit.

■ Falls Sie in zwei Spalten gleich viele Kreuzchen haben, vereinen sich in Ihnen die Vor- und Nachteile zweier Biotypen.

Der Vata-Typ

In der indischen Medizin und Philosophie steht Vata für Bewegung. Vata kontrolliert das gesamte Nervensystem, Herz und Kreislauf. Vata ist außerdem verantwortlich für alle Ausscheidungsprozesse. Vata führt zur Wachheit, geistiger Klarheit und Kreativität.

Vata-Menschen sind sehr feingliedrig, hochgewachsen. Sie sind ständig in Bewegung, und die schlimmste Strafe für sie ist, auf irgend etwas lange warten zu müssen. Sie haben nur sehr wenig Durchhaltevermögen, können sich aber schnell für alles und jedes begeistern.

Vata steht in der indischen Medizin und Philosophie für Bewegung. Vata kontrolliert das gesamte Nervensystem, das Herz und den Kreislauf.

Menschen des ausgeglichenen Vata-Typs sind fast immer in guter Stimmung. Sie haben einen wachen Geist und interessieren sich für alles Neue. Sie stürzen sich geradezu auf interessante, neueste Forschungsergebnisse. Alle Ausscheidungsfunktionen von Blase und Darm laufen ohne Komplikationen. Sie haben immer einen gesunden Schlaf, sind tagsüber voller Schwung und Tatkraft. Alle Abwehrfunktionen des Körpers sind bei diesen Menschen besonders gut.

Menschen mit Vata-Störungen leiden oft unter rauher, trockener Haut. Sie frösteln leicht und haben oft kalte Hände und Füße. Weitere Beschwerden sind Gewichtsverlust bei der geringsten seelischen Belastung, Schlaflosigkeit, Ängstlichkeit, Unruhe, übertriebene und unbegründete Sorgen, Schwäche, Schwindelgefühl, Zittern, Gähnen bei geringstem Sauerstoffmangel, Abgeschlagenheit und Bluthochdruck. Ausgeglichen werden diese Beschwerden durch ausreichend Wärme und Feuchtigkeit. Wichtig ist viel Ruhe, Entspannung und Schlaf. Ruhige, stille Farben vertreiben die unbegründeten Sorgen und Ängste.

Die kritischsten Jahreszeiten sind für Vata-Typen der Herbst und der frühe Winter. Während dieser Wochen und Monate sollten sie unbedingt für mehr Ruhe und Entspannung sorgen.

Die richtige Ernährung besteht vorzugsweise aus warmen Mahlzeiten. Die können auch fettreich sein, salzig, sauer oder süß – Hauptsache, das Essen ist sättigend.

Der Pitta-Typ

Für Ayurveda-Ärzte steht Pitta für Energie und ist verantwortlich für die Verdauung und den Wärmehaushalt des Körpers. Pitta steuert aber auch die Intelligenz und kontrolliert die Gefühle. Der Pitta-Typ vermeidet, wenn es ihm irgend möglich ist, Aufenthalte in zu großer Hitze, denn die kann er nicht vertragen. Er hat für gewöhnlich ein heißes

Gesicht, neigt zu Hautreizungen und vorzeitiger Faltenbildung. Auch seine Haare ergrauen sehr frühzeitig. Der ausgeprägte Pitta-Typ wird schnell ungeduldig, und das Schlimmste ist für ihn ein Gespräch mit einem sehr bedächtigen, langsam seine Sätze bildenden Partner. Für Schnelligkeit und Geistesgegenwärtigkeit nimmt er auch manchen Fehler in Kauf. Pitta-Menschen essen besonders gern und haben eigentlich immer Appetit. Bekommt er nichts vorgesetzt, kann der Pitta-Mensch schnell grantig und unleidlich werden. Er selbst wird dann von Kopfschmerzen und anderen Leiden sprechen. Dabei ist es nichts anderes als unbefriedigter Appetit.

Pitta steht für Energie, für die Verdauung und den Wärmehaushalt des Körpers.

Ein ausgeglichener Pitta-Typ hat ein strahlendes Aussehen und einen sehr geschmeidigen Körper. Viele Fotomodelle sind ausgesprochene Pitta-Typen. Außerdem zeichnet sie Zufriedenheit mit ihrem Leben aus. Wenn mal etwas nicht so läuft, wie sie es sich vorgestellt haben, werden sie sich schnell mit den neuen Umständen arrangieren. Sie haben einen ausgewogenen Wärmehaushalt und eine regelmäßige Verdauung. Besonderes Kennzeichen: ein ausgeprägter Instinkt – ohne jeden Zweifel an sich selbst und den eigenen Entscheidungen.

Menschen mit Pitta-Störungen sind starken Gefühlsschwankungen unterworfen. Überhaupt werden sie von allen emotionalen Aufregungen sehr schnell aus der Bahn geworfen. Bei Störungen wirkt ihre Haut leicht gelblich, sie neigen zu Hauterkrankungen wie Ausschlag, Akne und Herpes. Ihre Verdauung ist gestört, der Schlaf unruhig, und sie schwitzen schnell.

Ausgleichen lassen sich diese Beschwerden durch viel Bewegung an frischer Luft. Sportarten, die nicht in der Halle ausgeübt werden, sind für Pitta-Typen besonders zu empfehlen. Aber sie sollten zugleich solche Sportarten wählen, bei denen sie sich nicht ständig mit einem Gegner messen müssen. Joggen, gemütliches Golfspielen, im Sommer Schwimmen und Langlauf im Winter kommen ihnen entgegen.

Ärger führt bei ihnen schnell zu Magengeschwüren. Und lange Sonnenbäder sind für sie Gift. An einem schattigen kühlen Platz dagegen finden sie Erholung und tanken neue Kraft.

Die kritischen Jahreszeiten für Pitta-Typen sind die letzten Sommermonate bis in den späten Herbst hinein. Die intensive Sonneneinstrahlung kann starke Hautreizungen hervorrufen, die bis zu schmerzhaften Entzündungen führen. Außerdem weckt das langsam abnehmende Tageslicht in dem gestörten Pitta-Typen zunehmend Traurigkeit und Schwunglosigkeit.

Die richtige Ernährung für Menschen dieses Typs sind sanft gewürzte Speisen. Auf scharfe Gerichte reagiert er mit Unausgeglichenheit und Hautreizungen. Süße, herbe und fast bittere Speisen sagen ihm mehr zu. Besonders bevorzugt er kaltes und frisches Essen.

Der Kapha-Typ

Kapha ist für den Körperbau verantwortlich. Die meisten Kapha-Typen sind sehr stämmig und haben einen besonders stabilen Körperbau. Ihre natürlichen Abwehrkräfte sind besonders gut ausgeprägt. Nahrung werten sie besonders gut aus und neigen daher leicht zum Übergewicht. Aber damit können sie besonders gut leben. Sie akzeptieren einfach ihre etwas üppigen Körperformen und sind damit ganz glücklich. Sie lachen nur über Twiggy-Figuren. Ihre innere Stabilität ist sehr groß. Nichts bringt sie so schnell aus der Ruhe. Selbst im Chaos sind sie immer der ruhende Pol. Nur eines werden sie ganz bestimmt nie vollkommen beherrschen: Gründlichkeit und Ordnung. Dazu läßt ihnen ihre Gelassenheit dem Alltagsleben gegenüber einfach keinen Raum. Das sind für sie gänzlich unwichtige Tatsachen.

Kapha ist für den Körperbau verantwortlich. Der Kapha-Typ verfügt über starke Abwehrkräfte.

Der ausgeglichene Kapha-Typ ist ein Beispiel für Zuverlässigkeit und Beständigkeit. Auf eine einmal getroffene Zusage kann man sich hundertprozentig verlassen. Ihre Geduld und ihre umwerfende Liebenswürdigkeit machen sie zum Freund und ewigen Beichtvater. Dieser Mensch wird immer ein offenes Ohr für alle Sorgen seiner Familie und Freunde haben. Lange nächtliche Seelengespräche bringt er mit unübertroffener Geduld hinter sich. Danach wird er allerdings oft den Kopf schütteln und sich fragen, wie man so viele Probleme haben kann, die für ihn überhaupt keine sind.

Menschen mit Kapha-Störungen neigen zu Depressionen und sind ganz schnell niedergeschlagen. Sie sind aus Angst vor Niederlagen immer ermüdet und finden tausend Ausreden, um das angesagte Tagwerk auf den nächsten Tag zu verschieben. Hinterher fühlen sie sich miserabel, weil sie den morgens gefaßten Tagesplan nicht erfüllt haben. Wenn diese Störungen überhand nehmen, können Diabetes, Asthma, Übergewicht, Heuschnupfen und Bronchitis die Folge sein. Ausgleichen lassen sich diese Beschwerden durch Saunabesuche und viel Bewegung und vor allem durch wenig (!) Schlaf. Der gestörte Kapha-Typ muß versuchen, mal wieder an die Grenzen seiner Persönlichkeit und seiner körperlichen Kräfte zu kommen. Dann erlebt er hinterher ein Gefühl von Stolz, gegen seinen inneren Schwächling angekämpft zu haben. Und aus diesem Gefühl heraus kann er neuen Mut schöpfen. Außerdem sollte er sich immer dann, wenn er Appetit hat, einmal ehrlich fragen, ob er wirklich Hunger hat oder nur einen Wunsch nach oraler Befriedigung verspürt.

Die kritischste Jahreszeit ist das Frühjahr. Die länger werdenden Tage, die zunehmende Kraft der Sonnenbestrahlung und die dann immer leuchtender werdenden Farben verursachen bei diesem Typ leicht Unsicherheiten. Er möchte seine Stabilität auf jeden Fall erhalten.

Die richtige Ernährung findet der Kapha-Typ, wenn er scharfe, bittere und herbe Nahrung zu sich nimmt. Er ist alles andere als der Müsli-Typ. Er ernährt sich so nebenbei. Hier mal eine Peperoni, da ein Stück gut gewürzte und großzügig belegte Pizza, ein Stück bittere Schokolade – und er ist zufrieden. Mutters Hausmannskost sagt ihm überhaupt nicht zu. Und damit ist er ein Typ, der für ein friedliches Beamtenleben bestimmt nicht geschaffen ist.

Der Vata-Pitta-Kapha-Typ

Wer alle drei Typen ausgeglichen in sich vereint, ist von der Natur gesegnet. Er stellt von der seelischen wie biologischen Veranlagung den Idealfall dar. Alle Bioenergien sind völlig ausgeglichen, Gefühlsschwankungen sind ihm relativ unbekannt. Gegen Krankheiten wie Schnupfen, Grippe und Überanstrengung ist er überdurchschnittlich gut gefeit. Falls Menschen dieses Typs trotzdem erkranken, ist dies mit äußeren Umständen zu erklären. Entweder haben sie sich sehr einseitig ernährt oder sie sind extremen Umwelteinflüssen ausgesetzt gewesen. Ausgeglichene Ernährung mit viel grünem Gemüse und gelben Gewürzen gibt ihm seine Lebenskraft aber schnell zurück.

Wenn ein Mensch die drei Doshas: Vata, Pitta und Kapha in einem ausgeglichenen Verhältnis in sich vereinigt, ist das der Idealfall.

Warum jeder seinen Dosha-Typ kennen sollte

Wenn die positive Wirkung von Farben ausgenutzt und die negativen Einflüsse vermieden werden sollen, ist es unbedingt wichtig, seinen Typ zu kennen. Denn die Ayurveda-Ärzte können Zusammenhänge zwischen Typ und unterschiedlichen Farben aufzeigen. Die folgende Tabelle macht das deutlich:

Farbe und Wirkung

Farbe	wirkt positiv auf	wirkt negativ auf
rot	Vata, Kapha	Pitta
orange	Vata, Pitta	Kapha
gelb	Vata, Kapha	Pitta
grün	Kapha	Vata, Pitta
blau	Pitta	Vata, Kapha
violett	Pitta, Kapha	Vata

Wichtiger als die Betrachtung der positiven Wirkungen ist immer die der negativen. Denn oberflächlich betrachtet kann der negative Einfluß zunächst nur eine Störung des allgemeinen Wohlbefindens hervorrufen, ohne daß die Ursachen dafür selbst erkannt werden. Wenn man sich aber ständig in einer negativ beeinflußten Grundstimmung befindet, kann dies schließlich auch zu organischen Störungen führen.

Ayurveda-Kenntnisse helfen, Farb-Streß zu vermeiden

Diese von den Ayurveda-Ärzten vorgenommene Zuordnung von positiven und negativen Wirkungen kann im Alltag eine große Bedeutung bekommen. Denn während nach der modernen Farbpsychologe zum Beispiel grüne Teppichböden in Arbeitsräumen als vorteilhaft für das Wohlbefinden der dort Tätigen angesehen werden, kann ein dort durch Lichteinfall entstehender Grün-Schimmer beim Vata- und Pitta-Typ das Gegenteil hervorrufen. Als sinnvoll wird vielfach auch angesehen, Trennungen in Großraumbüros durch orangefarbene Stellwände vorzunehmen. Beim Kapha-Typ kann dies aber zum Empfinden ständigen Unbehagens führen. Das kann sich in einem Gefühl ständiger Überforderung ausdrücken, welches man dann schnell mit Arbeitsstreß erklärt. Tatsächlich kann die Ursache aber einen ganz anderen Grund haben: Streß durch Farbe.

Dies ist auch der Grund, weshalb wir in diesem Buch den Erkenntnissen des Ayurveda soviel Beachtung schenken. Denn auch wenn mit bestimmten Farben überwiegend gute Erfolge erzielt werden, weil die Mehrzahl aller Menschen positiv darauf reagiert, darf dies nicht verallgemeinert werden. Wer bei sich selbst die positiven Wirkungen überhaupt nicht spürt oder sogar negative Einflüsse wahrnimmt, kann im Ayurveda die Erklärung dafür finden. Mehr darüber steht im nächsten Kapitel.

Die psychische Wirkung von Farben

Farbe	wirkt positiv bei	Übermaß führt zu
Rot	Mutlosigkeit, Schüchternheit	Überaktivität
Orange	Versagensangst	Abgespanntheit
Gelb	Vergeßlichkeit, Zerstreutheit, Antriebslosigkeit	Gereiztheit, Mißtrauen
Grün	Nervosität, Unruhe, Streß	Unzufriedenheit, Neid
Blau	Konzentrationsproblemen, Überforderung, Schlafstörungen	Müdigkeit, Antriebslosigkeit
Indigo	Ideenlosigkeit, mangelndem Lebensmut	Isoliertheit, Gleichgültigkeit
Violett	Mißmut,	Realitätsverlust Perspektivlosigkeit

AYURVEDA UND DIE KRAFT DER FARBEN

BEWUSSTSEIN FINDEN DURCH FARBEN UND IHRE SCHWINGUNGEN

Der menschliche Körper bewegt sich in einem dynamischen Prozeß. Er befindet sich in einem offenen Fließgleichgewicht und ständiger Wechselwirkung mit der Umwelt. Dieser Prozeß unterliegt einer Steuerungs- und Ordnungsinstanz, die in der Ayurveda-Lehre mit dem Begriff Bewußtsein bezeichnet wird. Das bedeutet: Der Körper wird ständig neu aufgebaut nach einem Muster, das durch unsere Gedanken, Gefühle und Wünsche entsteht. Jede körperliche Veränderung findet deshalb zuerst im Bewußtsein statt. Geraten die Gewichte und die Energieströme ins Ungleichgewicht, dann muß auch jede Heilung zuerst im Bewußtsein erfolgen. Dieses Bewußtsein muß der moderne Mensch aber erst einmal wiederfinden. Helfen soll ihm dabei die Kraft der Farben und ihrer Schwingungen.

Alle Farben haben eine tiefe Bedeutung

In einer ganzheitlichen Betrachtungs- und Behandlungsweise haben die Farb- und Mineraltherapie ihren festen Platz.

Die indischen Ayurveda-Ärzte sind fest davon überzeugt, daß der Organismus und die Psyche des Menschen von seinen Gedanken, nächtlichen Träumen, von der Umwelt, von seiner Freude oder Unlust bei der Arbeit, von seiner Ernährung, von angenehmen und unangenehmen Tönen, von Gerüchen, Farben sowie den Einflüssen durch Edelsteine und Mineralien abhängig ist. In dieser ganzheitlichen Betrachtungsweise spielen natürlich die Farben eine ganz besondere Rolle. Denn der Mensch ist, solange er lebt und nicht erblindet, von Farben umgeben.

Sieben Regenbogenfarben, deren Erscheinung wir aus der materiellen Welt kennen, haben im inneren Mikrokosmos des Menschen ihre vollkommene Entsprechung. In allen Kulturen bemalten sich die Menschen mit leuchtenden Farben, wenn sie mit den geheimnisvollen Kräften der Seele Kontakt aufnehmen wollten. Und alle Farben hatten eine tiefe Bedeutung, die auch für uns als zukunftsorientierte und der Technik ausgelieferte Menschen noch von großer Wichtigkeit ist. Sie heilen nicht nur die Seele, sondern wirken sich auch erwiesenermaßen auf den Organismus aus. Dafür müssen wir aber erst einmal die verschiedenen Farben und ihre Wirkungen auf Körper und Seele kennen.

Rot: Ein loderndes Feuer

Rot ist die Farbe des wilden Tempos. Rot nährt uns mit Lebenskraft, mit physischer Energie und Stärke. Keine andere Farbe kann im Menschen so sehr die Ur-Instinkte – wir können auch von den immer noch vorhandenen Überresten unserer animalischen Triebe sprechen – so schnell erwachen lassen wie das Rot im Widerschein von Feuer, von Rubinen und Blut. Rot treibt zur Kraft, Wärme, Entscheidungsfreiheit und zum Mut.

Rot als ein Stimulanz für Kampfgeist und ein Hilfsmittel gegen Minderwertigkeitskomplexe.

Fehlt Ihnen der Kampfgeist? Drohen Schüchternheit, Minderwertigkeitsgefühle und Sorgen Sie zu überwältigen? Dann greifen Sie zurück auf Rot! Rot lockt Sie nicht in irgendwelche Intrigen! Rot ist hart, aber immer fair. Rot kennt kein Tabu. Rot ist bereit zum Tod, aber auch voller Liebe und Wärme. Rot ist ein guter Freund.

Und die Farbe Rot ist für uns eine ehrliche Botschaft. Denn Rot befindet sich auf der niedrigsten Frequenz des Lichts. Vielleicht ist ihm deshalb jede Form von Sensationsgier und lüsternem Kampfgeist völlig fremd.

Orange: Sinnliche Großzügigkeit

Orange entspricht der Lebensfreude, die nicht von Berechnung, Spekulationen und langem Zögern und Überlegungen eingeengt ist. Orange liebt den Tanz und die Musik, liebt großzügige Feste. Bedrücken Sie Armut und Mangel, quälen Sie unbestimmte Ängste und nicht lokalisierbare Schmerzen? Dann holen Sie sich eine Portion Orange.

Der französische Maler Delacroix vertrat seinen Freunden gegenüber immer die Meinung, daß Orange Fröhlichkeit und Reichtum heranbringe.

Orange mag den Intellekt und genießt die Verehrung. Doch Achtung! Wer zuviel Orange genießt, bekommt leicht einen Kater. In kleinen, wohlportionierten Happen ist Orange aber ein Spender von Zuversicht und Fröhlichkeit.

Gelb: Das Gold der Weisheit

Cogito, ergo sum – Ich denke, also bin ich. Gelb ist die Farbe des Verstandes, der kristallklaren Analyse, des geschärften Witzes. Wirre Gedankengänge, diffuse Vorstellungen, leere Wortblasen haben vor der Farbe Gelb keinen Bestand. Vergeßlichkeit, Zerstreutheit und langsames Schalten werden, behandelt man sie mit einem Bad in Gelb, sofort verschwinden. Schnell dreht der Intellekt wieder auf Hochtouren.

Doch auch bei Gelb kann man schnell zuviel des Guten tun. Mit scharfer Zunge fällt da so manche Bemerkung, die jede Harmonie zerschneiden kann. Bei Überdosierung kann Gelb zu Verrat und gemeiner Intrige verführen. Es wird dann zu Gift im Körper, und der sonst so wache Geist läßt sich von falschen Beratern blenden. Es ist eben nicht alles Gold, was glänzt – und auch die Sonne hat dunkle Flecken.

Gelb ist die Farbe des Verstandes und der klaren Analyse. Die Farbe Grün erweckt Träume und beflügelt die Phantasie.

Grün: Stetige Erneuerung

Eingeschlossen von den beiden weißen Polen der Erde, zwischen Arktis und Antarktis, liegt der saftig grüne Äquatorialgürtel. Er trägt die Farbe der Beständigkeit des Lebens. Grün erweckt Träume und beflügelt die Phantasie. Grün ist die Jugend, die Hoffnung. Grün steht für Freigiebigkeit und erfrischende Natürlichkeit. Wer Pflege und Ruhe braucht, wer Beruhigung und Erfrischung sucht, der denkt an eine frische grüne Wiese.

Grün ist eben nicht nur eine Farbe, Grün ist ein Prozeß. Grün gibt uns die nötige Toleranz im Leben und sorgt im Organismus für die Erneuerung der Zellen – denken wir nur an das Chlorophyll. Grün welkt und entsteht neu.

Grün ist die Unsterblichkeit der Hoffnung. Doch auch hier gilt: Niemals ein Zuviel der Hoffnungsfarbe Grün genießen. Denn ewige Jugend und heitere Lebenshoffnung wecken bald Neid und Mißgunst.

Grün verlangt Verantwortungsbewußtsein. Denn hinter Grün steht immer die Kraft des unerschöpflichen Lebens. Nie des eigenen, wohlgemerkt!

Grün ist unabdinglich eine Farbe des Universums, des Kosmos ebenso wie des menschlichen Mikrokosmos.

Blau: Die Schwingung des Lebens

Blau entspringt der reinen, klaren Farbe der Saphire, ist ein Stück der unendlichen Weite des Himmels. Tiefe Ruhe und heitere Gelassenheit entstehen aus dem Glauben an Werte, die jenseits der materiellen Welt liegen. Blau ist der Glaube an Tradition. Blau ist Konzentration und Stabilität. Blau kann tief und schwer sein, wie der See vor dem Gewitter. Blau kann heiter, leicht und verlockend sein, wie das Himmelblau im Frühling.

Gestreßte, beunruhigte Menschen, denen der Alltag einfach mal zuviel wird, sollten sich einem Bad in Blau hingeben. Unbewußt werden die Kräfte des heilenden Wassers über die Energiebahnen in den Körper dringen. Tiefer, Heilung spendender Schlaf wird ihnen vergönnt sein.

Zuviel des schweren Blaus aber kann auch unangenehm müde machen. Die Seele und der Organismus verlieren an Spannkraft, Heiterkeit schmilzt dahin wie Schnee in der Sonne.

Blau steht für die Weite des Himmels, bringt Ruhe und Gelassenheit. Indigo ist das Gleichgewicht zwischen Materiellem und Spirituellem.

Indigo: Gleichgewicht der Stufen

Indigo ist das Gleichgewicht zwischen dem Materiellen und dem Spirituellen. Pendeln zwischen dem matten Glanz des Lapislazuli und der samtenen Farbe des Mitternachtshimmels im Sommer. Indigo ist die Farbe der von Gott Gesalbten – Königsblau sagt man auch zu dieser Farbe. Seine ruhige Weisheit gibt Visionen Kraft und seine geistige Klarheit läßt keine wirren Phantasien zu. Indigo erweitert den geistigen Horizont, verleiht dem künstlerischen Geist fast hypnotisierende Kraft.

Es befreit von Frustration und Komplexen. Die innere Energie kann ungehemmt fließen. Durch seine ungeheure Regenerationsfähigkeit hat es auch eine starke Wirkung auf die Nerven. Indigo verjagt die Zweifel an der Zukunft. Alles kann mit seiner Hilfe zur Ordnung kommen.

Doch sollte man niemals zu lange im Farbenbad des königlichen Indigo bleiben. Wer zuviel genießt, kann mehr und mehr in Isolation geraten, lehnt Verantwortung ab. Die Schwingungen der Organe, der Seele, geraten aus dem Takt.

Violett: Die Macht des Willens

Das zarte Veilchen, der herrliche Amethyst, der Kern der Flamme – Violett ist die Farbe mit den höchsten Lichtschwingungen. Schon in den frühesten religiösen Schriften der Inder, der Chinesen, aber auch in den Farbdeutungen der Azteken und Mayas schreibt man über die Wunder, die von der Farbe Violett ausgehen. Weisheit und Liebe, Himmel und Erde, Göttliches und Menschliches vereinen sich in den Schwingungen dieses Lichts. Violett inspiriert zur höchsten Transzendenz. Violett war die Farbe Michelangelos, der bei ihrem Anblick die größten Visionen erlebte. Unter ihrem Einfluß machte er die genialsten Erfindungen, die perfektesten technischen Zeichnungen. Der inneren Natur von Violett entspricht eine große Freundlichkeit, Selbstlosigkeit und Hilfsbereitschaft. Aber die Vergeistigung durch Violett kann auch eine Gefahr in sich bergen. Wunschdenken tritt an die Stelle von klarem Urteilsvermögen. Die Realität tritt vollkommen in den Hintergrund. Spirituelle Eingebungen führen zum Verlust von Realitätsbezug.

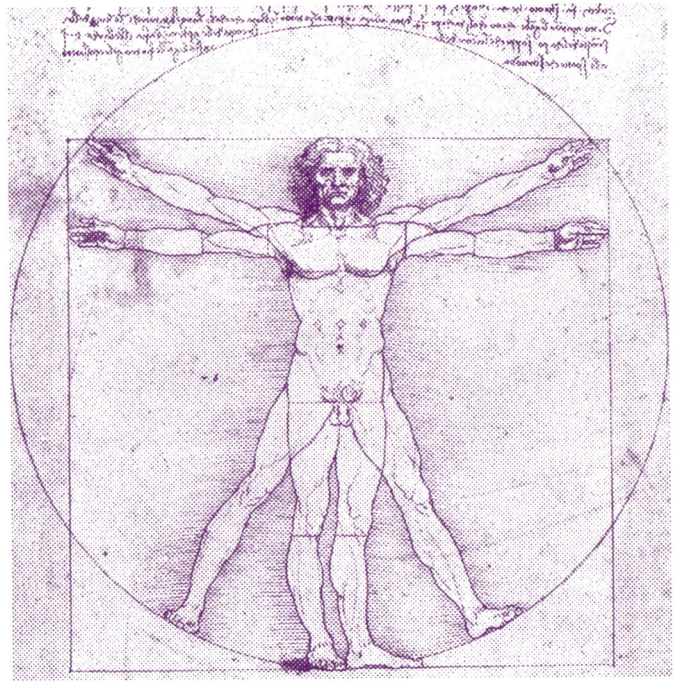

Die Farbenergien und ihre Wirkung

Die gesamtheitlichen Mediziner ordnen jeder Farbe bestimmte Kräfte zu. Auf die verschiedenen Möglichkeiten, die Farben zur Heilung einzusetzen, kommen wir deshalb noch ausführlich – auch im Zusammenhang mit den Edelsteinen.

Denn nicht nur Licht, sondern auch die Schwingungen der Moleküle von Edelsteinen und ihre verschiedenen Farben beeinflussen – wie die folgenden Kapitel zeigen – die Organe und die Psyche. Hier soll es zunächst noch einmal um die allgemeinen Wirkungen von Farben gehen.

Die Einflüsse der Farben im Überblick

Wirkung:	auf physischer Ebene	auf geistiger Ebene	auf spiritueller Ebene
beruhigend	Grün	Indigo, Grün	Nachtblau
(wieder-) belebend	Orange	Indigo, Smaragd-grün	Gold, Rosa
stimulierend	Zinnober	Gelb	Purpur
inspirierend	Rot	Violett	Violett

Weil jeder Mensch Farben anders erfährt, gibt dieses individuelle und unterschiedliche Erleben Auskunft über die körperliche und vor allem auch über die psychische Verfassung. Außerdem eröffnet es die Möglichkeit, etwas für sich zu tun: Wer einmal weiß, daß »Grün« für ihn ein »rotes Tuch« ist, kann durch gezieltes Auswählen der Farben in seiner Umgebung eine positive Veränderung der Grundstimmung erreichen.

Farben sind eben nicht nur um uns, sondern auch in uns. Die Farben in uns heißt es auf dem richtigen Weg zu erwecken.

GESUND DURCH FARBEN

VORBEUGEN, BEHANDELN, DIE GESUNDHEIT STÄRKEN

Jede Krankheit stört den normalen Schwingungsablauf im Körper. Weil Farben nichts anderes als verschiedene Schwingungen des weißen Lichts sind, können sie den gestörten Schwingungsablauf im Körper wieder herstellen. Mit anderen Worten: Farben motivieren den Körper, Stauungen und Blockaden abzubauen, Gifte auszuscheiden und damit die Widerstandskräfte des Immunsystems zu erhöhen. Da jede Farbe aber eine andere Wellenlänge hat, spricht sie auch unterschiedliche Organe an. Welche heilsamen Wirkungen Farben haben, zeigt dieses Kapitel.

Die Farbtherapie – lindernd und heilend

Obwohl die Farbtherapie jahrelang und trotz ausführlicher Forschungsergebnisse eine Außenseiterrolle in der Schulmedizin gespielt hat, findet sie zunehmend auch immer mehr Anhänger unter deutschen Schulmedizinern. Ausgangspunkt dieser neuen Öffnung hin zur Farbtherapie sind jedoch amerikanische Kliniken mit ihren den alternativen Behandlungsmethoden sehr offen gegenüberstehenden Medizinern. So ist es kein Wunder, daß auch die eindrucksvollsten Schilderungen von Behandlungserfolgen vor allem aus den USA kommen.

Amerikanische Schulmediziner erkennen die Farbtherapie als Heilmethode an. Ihre Bedeutung belegen zahlreiche Behandlungserfolge.

Die Natur selbst bestimmt die Anwendung der verschiedenen Farben. Alle fieberartigen Krankheiten, also Gesundheitsstörungen, die Hitze und Rötungen als Warnsignal haben, brauchen kalte, hemmende Farben: Blau, Blauviolett, Blaugrün.

Erkältungen und Blutstockungen, also Krankheiten, die sich in Verbindung mit Blautönen zeigen, müssen mit den Kräften der roten, gelben und orangen Farbtöne bekämpft werden.

In den USA haben Farbenforscher beobachtet, daß Patienten oft »Hunger« nach ganz bestimmten Farben verspüren. Typhus-Kranke zum Beispiel wünschten sich ein helles, frisches Maigrün. Man stellte deswegen frisch ausgetriebene Zweige in die Räume, bezog die Betten mit weiß-maigrün gemusterter Bettwäsche. Und tatsächlich gab es deutliche Unterschiede zwischen den Heilungsprozessen der so behandelten Patienten und derer, bei denen der Farbhunger nicht gestillt wurde.

Die Ärztin Edda Baldwin von der Jack Meyr Memorial-Klinik im US-Staat Oregon berichtet von einem neunjährigen Mädchen. Bei einem Grillfest fingen die Kleider der kleinen Janna Feuer. In Sekunden stand das Kind in Flammen. 75 Prozent der Haut des Mädchens verbrannten. Übliche Mittel konnten das Leben der Kleinen kaum noch retten. Dr. Baldwin begann deshalb sofort mit einer Farbbestrahlung. Schon nach der ersten intensiven Blaubestrahlung hatte Janna weniger Schmerzen. Die gesamte Behandlung wurde darauf auf die Farbtherapie in Zusammenhang mit Hauttransplantationen eingestellt. Innerhalb von anderthalb Jahren waren die Wunden ausgeheilt und die Narben kaum noch sichtbar.

Die 60jährige Mark Winker aus Washington drohte auf Grund einer langen, fiebrigen Infektionskrankheit zu erblinden. Die Erregbarkeit der Augennerven und Muskeln ließ immer mehr nach. Dr. Baldwin bestrahlte deshalb das Gesicht der Patientin mit Infragrün. Nach wenigen Wochen ließ die Sehschwäche der Frau nach. Auch die Infektionsherde waren bald gänzlich verschwunden.

Rotes Licht hilft nicht nur bei Narben

Der dänische Arzt Niels Finsen behandelte Windpocken, Masern und entstellende Pockennarben mit rotem Licht. Die feuchten Bläschen trockneten schneller aus, die Haut der Patienten wurde wieder weich und glatt. Er entdeckte ebenfalls die Wirkung von ultraviolettem Licht auf Tuberkulose-Kranke. Dafür konstruierte er besondere Bogenlampen. Diese Lampen wurden daraufhin in allen größeren Krankenhäusern installiert.

Die klassische Rotlichtbehandlung beweist, daß Farben einen Heilungsprozeß beschleunigen können.

Nachgewiesen ist, daß Rot das Immunsystem des Körpers aktiviert und den Blutzuckergehalt erhöht. Das Nebennierenmark produziert mehr Adrenalin. Da die roten Strahlen besonders vom Hämoglobin aufgenommen werden, hat man das Gefühl angenehmer Wärme.

Auch die Geschwindigkeit der Muskelreaktion wird durch Rot beschleunigt. Der schwedische Farb-Forscher und Mediziner Lars Sivik hat nachgewiesen, daß die Geschwindigkeit von motorischen Reaktionen bei Bestrahlung mit Rotlicht durchschnittlich um 12 Prozent höher liegt als bei normalen Licht.

Die Muskelkraft eines Menschen kann man mit Hilfe des Händedrucks messen. Der deutsch-amerikanische Arzt Kurt Goldstein hat in einer Studie nachgewiesen, daß bei Rot die Muskelkraft am größten ist. Entsprechend der Farbanordnung im Regenbogen von Orange bis Blau reduziert sich die Kraft.

Das menschliche Auge hat eine Sehschwelle von einer Hundertstelsekunde (0,01 Sekunde). Würde man uns einen Gegenstand kürzer zeigen, könnte der Mensch ihn überhaupt nicht wahrnehmen. Mindestens 0,02 Sekunden brauchen wir, um rotes Licht wahrzunehmen. Für blaues Licht benötigen wir schon 0,06 Sekunden, um es registrieren zu können. Das bedeutet, daß wir Rot dreimal schneller als blaues Licht sehen, erkennen, wahrnehmen. Dies ist auch die eigentliche Erklärung dafür, warum Rot allgemein als Warnfarbe gilt, ihm in vielen Bereichen eine Signalwirkung zukommt und Rot auch in der Werbung entsprechend eingesetzt wird.

Grün macht stark, beruhigt, schwächt Schmerzen

In der Symbolik ist Grün die Farbe der Hoffnung. Grün bringt Harmonie und Ausgleich, wirkt beruhigend auf das Nervensystem. Nachweisbar ist der Zusammenhang zwischen dem menschlichen Gehör und der Wahrnehmungsfähigkeit des Auges von Grün. Die Wahrnehmungsskala der menschlichen Ohren erstreckt sich im Durchschnitt von 16 bis zu etwa 16.000 Hertz – so heißt die Maßeinheit der Schallschwingungen pro Sekunde. Abhängig ist dies vom Alter; junge Menschen können auch Schwingungen mit Frequenzen von mehr als 16.000 Hertz, also besonders hohe Töne, wahrnehmen. Im Normalfall erstreckt sich der Bereich hörbarer Schwingungen jedoch nur über zehn bis elf Oktaven. Die Zone der außerordentlichen akustischen Empfindlichkeit liegt zwischen 1.000 und 2.000 Hertz. Das sind die Töne mit den meisten Klangfarben und der größten Intonationssicherheit für den Menschen.

Beim Sehvermögen gibt es ebenfalls eine solche Zone größerer Sensibilität. Es handelt sich um die Farbe Gelb. Tatsächlich kann man durchschnittlich ohne Anstrengung gut vierzig verschiedene Gelbtöne unterscheiden – während die meisten Menschen schon Probleme haben, Unterschiede zwischen nur zwei oder drei verschiedenen Grüntönen wahrnehmen zu können. Grün entspricht deshalb einer akustischen Zone, die ebenfalls kaum Unterschiede bei der Erkennbarkeit und dem Unterscheidungsvermögen der Töne zuläßt, und in

Man sagt, Grün ist die Farbe der Hoffnung. Sie bringt Harmonie und Ausgleich. Jeder empfindet Grün in der Natur als wohltuend.

der wir größte Probleme haben, uns akustisch zu orientieren. Es ist wissenschaftlich erwiesen, daß das Ohr des Nichtmusikers direkt von 2.000 auf 4.000 Hertz springt – ebenso wie unser Auge die Wahrnehmung der verschiedenen Grüntöne fast verweigert.

Professor Lipmann Halpern von der Hebrew University, Hadassah Medical School in Jerusalem hat Untersuchungen über die Wirkung der Farbe Grün auf Patienten mit Nervenleiden angestellt. Sie alle litten unter einseitiger Balancestörung. Die hauptsächlichen Symptome sind die Unfähigkeit, vertikale und horizontale Flächen richtig zu sehen, die Tendenz, nach einer Seite zu fallen, zu gehen, den Kopf zu halten und Arm und Bein in diese Richtung auszustrecken.

Grün ist ein erfolgreiches Heilmittel zur Behandlung von Nervenleiden.

Wenn den Patienten grüne Gläser vor die Augen gehalten wurden, hatte das einen deutlichen Effekt. Es folgte ein Aufrichten des Kopfes und des Körpers, bis die Patienten in normaler Haltung auf dem Sessel saßen. Nach einer intensiven Behandlung mit täglichen Sitzungen, bei denen die Grünfärbung der Gläser immer weiter abgeschwächt wurde, konnten die Patienten fast ganz auf die getönten Gläser verzichten und hatten keine Probleme mehr.

Eine Bestrahlung mit Grün wird in der modernen Farbtherapie besonders bei Nervenleiden, Gelenkentzündungen (Tennisarm) und Bronchialkatarrh als erfolgversprechend angesehen.

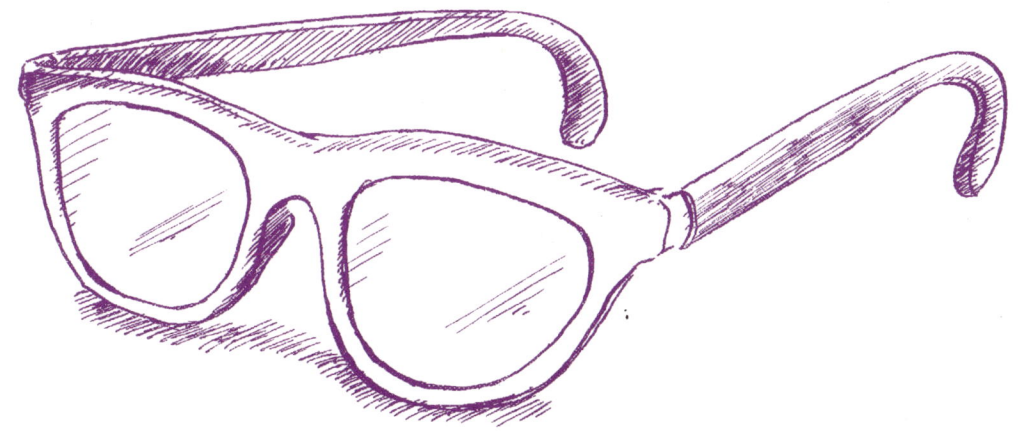

Blaues Licht kann Leben retten und beruhigt

Die dunkelste Farbe im Prisma ist Blau. Dunkelblau beruhigt, hilft bei nervösen Störungen, Schlaflosigkeit und Angstzuständen. In bezug auf die Körperreaktion sind Blau und Rot gegensätzlich. Das Sehzentrum im Gehirn bleibt bei Blau eher passiv. Das Augenblinzeln verlangsamt sich. Der Parasympathikus (ein bestimmter Teil des Nervensystems) wird aktiviert, die Nebennierenrinde scheidet verstärkt Kortison aus. Die Adrenalinproduktion wird gebremst, Puls und Blutdruck sinken. Durch blaues Licht wird die Sauerstoffaufnahme aller Körpergewebe erhöht, die Hormonausschüttung reduziert. Mit blauem Licht lassen sich auch erfolgreich Wucherungen verschiedenster Art wie Kröpfe und Warzen behandeln.

Eine lebensbedrohliche Krankheit wird auf der ganzen Welt mittlerweile mit blauen Licht behandelt: die gefürchtete Gelbsucht bei Neugeborenen. Sie tritt besonders bei Frühgeburten auf, die in Brutkästen behandelt werden müssen. Weil die Leber dieser Winzlinge noch nicht imstande ist, die Giftstoffe aus dem Blut zu filtern, besteht Lebensgefahr. Das Gift Bilirubin wird beim Abbau von Hämoglobin (roter Blutfarbstoff) gebildet und normalerweise durch eine chemische Umwandlung in der Leber über den Harn ausgeschieden.

Früher hatte man nur dann die Chance, das Leben des Babys zu retten, indem man einen vollständigen Blutaustausch vornahm. Diese für das Kind schmerzhafte und risikoreiche Therapie wird inzwischen weltweit abgelehnt. Heute werden die Babys mit dunkelblauem Licht bestrahlt, wodurch die Gelbsucht nach wenigen Tagen verschwindet. Das blaue Licht dringt durch die besonders zarte Haut in die Organe, ins Gehirn und in den Blutkreislauf und ist in der Lage, das Gift in seine ungefährlichen Bestandteile zu zerlegen. An der Berliner Charité wird außerdem Neurodermitis sehr erfolgreich mit blauem Licht behandelt.

Blau beruhigt und hilft daher bei nervösen Störungen. Und sogar die lebensgefährliche Gelbsucht bei Neugeborenen wird heute mit Blaulicht behandelt.

Ultraviolettes Licht gegen Rachitis und Karies

Man nannte sie früher die »Englische Krankheit«: Rachitis. Besonders in den rußigen, dunklen englischen Industrieorten des neunzehnten Jahrhunderts litten vor allem Kinder unter dieser Krankheit, die zu einem deformierten Knochengerüst führt. Aber auch in den engen, dunklen Stuben der Bergbauern zeigte dieser Mangel an Vitamin D seine Folgen besonders bei den Kindern. In der kalten Jahreszeit kamen sie fast nie an die frische Luft.

Ein Mangel an UV-Strahlen aber macht es dem Körper unmöglich, das Vitamin D zu bilden, das dafür zuständig ist, Kalzium im Blut zu binden. Dieses wichtige Vitamin sorgt nicht nur für gesunde Knochen, sondern auch für gesunde Zähne. Eine Untersuchung an amerikanischen Schulkindern hat ergeben, daß Kinder, die mit UV-Licht bestrahlt wurden, weit seltener und geringfügiger an Karies erkrankten als die nicht bestrahlten.

Schuppenflechte oder Psoriasis ist für die darunter leidenden Menschen nicht nur eine gesundheitliche Gefahr, sondern sie leiden auch psychisch stark, fühlen sich durch die manchmal fast entstellenden Auswirkungen dieses Leidens von der Gesellschaft ausgegrenzt. Aber gerade bei Schuppenflechte hat sich auch die Bestrahlung mit Ultraviolettlicht bewährt. Im Handel werden verschiedene Lampen für den häuslichen Gebrauch angeboten (Beachten Sie bitte genau die Gebrauchsanleitung).

Bei russischen Bergarbeitern, die lange Zeit in der Dunkelheit unter Tage verbringen, stellte man erhöhte Depressionen, Anfälligkeit für Tuberkulose und auffälliges Augenzittern fest. Seit längerer Zeit werden zur Vorsorge gegen diese Krankheiten die Arbeiter generell mit UV-Licht bestrahlt.

Da man weiß, daß das Licht auch die Lungen stärkt, wird es als Zusatzbeleuchtung in Schulzimmern verwendet, um Erkältungen und Vitaminmangel vorzubeugen.

Doch intensives UV-Licht birgt auch Gefahren. Überdosen verursachen Hautkrebs. Dies ist einer der Gründe, weshalb Wissenschaftler auf der ganzen Welt mit Besorgnis die durch den Ozonabbau in der Erdatmosphäre zunehmende UV-Strahlung registrieren. Weil die Strahlen so intensiv sind, wird UV-Licht sehr häufig in Krankenhäusern und Labors, aber auch in Großküchen und in Lebensmittelbetrieben zur Desinfektion eingesetzt. Das Licht ist so kurzwellig, daß es Krankheitskeime abtötet.

UV-Licht wird im Kampf gegen Rachitis und auch gegen Karies eingesetzt. Durch diese Bestrahlung bildet der Körper Vitamin D, das im Blut das lebenswichtige Kalzium bindet.

Weißes Spektrallicht macht Wintermuffel fröhlich

An dunklen, trüben und kurzen Wintertagen wird von der Zirbeldrüse ein Überschuß des Hormons Melantonin gebildet, was manche Menschen apathisch und depressiv werden läßt. Kortisol dagegen ist ein Bestandteil des Blutes, der die Wachphase reguliert, und die Voraussetzung für seine Produktion ist genügend Tageslicht. Durch hohe Lichtdosierung versucht man jetzt die Kortisolproduktion im Gehirn der Patienten anzuregen, die unter Winterdepressionen leiden.

Für die Behandlung der Patienten benötigt man einen Raum mit sehr hoher und gleichförmiger Lichtstärke. Täglich zwei Stunden sollten die an Winterdepressionen Leidenden in dem Raum verbringen. Diese Kur dauert mindestens zehn Tage. Dann wird die Behandlungsdauer schrittweise reduziert.

Rosa macht lustig, Blau macht müde

Auch harmlose Scheinpräparate können schwere Leiden heilen – wenn sie nur die richtige Farbe haben. Die Ärzte der Frauenklinik Luzern trauten ihren Augen nicht: Als sie nach der Erprobung eines neuen Medikaments die Ergebnisse verglichen, war ihr Glaube an die Pharmakologie erschüttert. Die neuentwickelten schmerzstillenden und krampflösenden Zäpfchen, die sie bei ihren Patientinnen erprobt hatten, konnten 44 Prozent der Frauen helfen. Die bei einer Kontrollgruppe verwendeten Zäpfchen, die nur aus Kakaobutter bestanden, übertrafen dennoch bei weitem die Wirkung des echten Arzneipräparats und führten bei 75 Prozent der Patientinnen eine Schmerzlinderung herbei. Wie war das möglich?

Scheinmedikamente, sogenannte Placebos, können Leiden lindern, wenn sie die »richtige« Farbe haben.

Es ist bereits länger bekannt, daß sich viele zum Teil schwere Krankheiten schon durch die Gabe von Scheinmedikamenten wundersam bessern oder sogar heilen lassen. So berichtete die angesehene »Münchner Medizinische Wochenschrift«, daß Heuschnupfen, Husten, Kopfschmerzen, Spannungs- und Angstzustände bei jedem zweiten Patienten bereits durch die Einnahme eines harmlosen Scheinpräparates (Placebo) gebessert werden können. Die Ärzte sprechen von der »Placebo-Wirkung«. Das Wort bedeutet im Lateinischen »Ich werde gefallen«.

Als Placebos bezeichnet man jene Scheinpräparate, die im Aussehen und Geschmack einem echten Arzneimittel gleichen, aber aus einer pharmakologisch unwirksamen und harmlosen Substanz bestehen. Solche Mittel werden bei der Erprobung neuer Medikamente in einem Parallelversuch eingesetzt, um die Wirkung der neuen Substanz von den nur psychischen Auswirkungen zu unterscheiden, die allein schon durch die suggestive Wirkung der Verordnung entstehen können.

Bei solchen Untersuchungen stellt sich immer wieder heraus, welche erstaunlichen Wirkungen schon durch die Gabe solcher garantiert unwirksamen Präparate ausgelöst werden können. So sind Placebos als Schlafmittel besonders erfolgreich: Als Tabletten wirken sie in 49 Prozent der Fälle, als Schlaftrunk zubereitet bei 71 Prozent der Patienten und als Schlafkapseln in schillernden Farben sind sie sogar bei 81 Prozent schlaffördernd.

Die Farbe der Tabletten spielt für die Heilwirkung eine große Rolle – bei Kindern und bei Erwachsenen.

Die Farbe spielt bei der Heilwirkung eine besondere Rolle. Versuche haben eindeutig ergeben, daß Rot bei Kindern wirksamer ist als Grau. Grün wirkt bei Angstzuständen besser als Rot oder Gelb, Gelb ist bei depressiven Verstimmungen wirkungsvoller als Grün oder Rot. Blau erzielt die stärksten schlaffördernden Effekte. Und Rosa schließlich wirkt stimulierender als andere Farben.

Überraschenderweise gibt es auch nationale Unterschiede in der Reaktion auf Scheinpräparate. So ergaben sich bei der weltweiten Erprobung des neuartigen Mittels Cimetidin zur Behandlung des Magen- und Zwölffingerdarm-Geschwürs folgende interessante Zusammenhänge: Während in Schottland nur 25 Prozent der Patienten schon mit Hilfe des Placebopräparates von ihrem Geschwür geheilt werden konnten, lag die Heilungsrate nach der vierwöchigen Scheinbehandlung bei den Engländern bei 29 Prozent, bei Franzosen betrug sie 37 Prozent, bei Amerikanern 47 Prozent und bei deutschen Patienten sogar 58 Prozent.

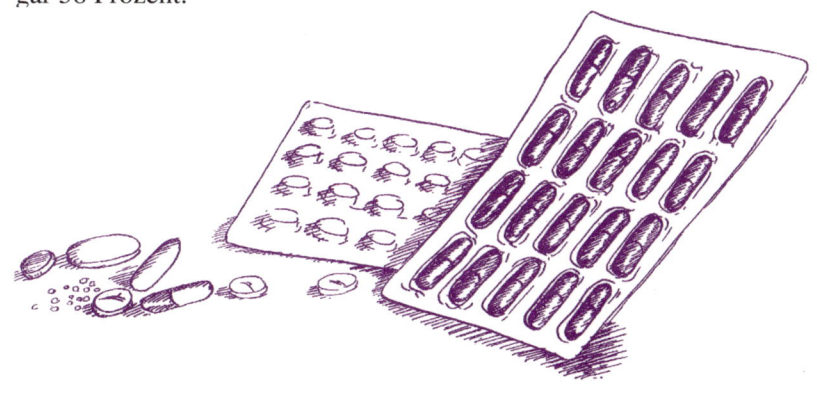

Farbbestrahlungen –
zur unterstützenden Behandlung von
Krankheiten und zur Vorbeugung

Verwendet werden farbige Strahler-Glühlampen (Reflektoren, mind. 60 Watt) oder normale Glühlampen (mind. 75 Watt) mit vorgesetzten Glas-Farbfiltern (Foto-Fachhandel). Wenn nicht anders angegeben, soll die Bestrahlungszeit bei zwei Anwendungen pro Tag jeweils mindestens 20 Minuten, bei drei Anwendungen jeweils mindestens 10 Minuten betragen. Bei Ganzkörper-Bestrahlung, wenn nicht anders angegeben, nach der halben Bestrahlungszeit von Bauch- auf Rückenlage bzw. umgekehrt wechseln.

Hilfe bei, gegen	Farbe	Bestrahlungs-Hinweise
Anfälligkeit für Infektionskrankheiten	Ultraviolett	Ganzkörper, morgens und abends mind. 10 Minuten von vorn und hinten
Ängste	Dunkelblau	Ganzkörper, morgens und abends
Appetitlosigkeit	Orange	Kopf, morgens und abends
Asthma	Violett	Oberkörper, Rücken, 3 x täglich jede Seite
Augenleiden	Grün	Gesicht, Hinterkopf, 3 x täglich
Bandscheibenschäden	Blau	Rücken, 3 x täglich mind. 20 Minuten
Bauchschmerzen	Blau	Unterbauch, 3 x täglich
Bewegungsstörungen	Rot	Ganzkörper, 3 x täglich
Blähungen	Orange	Unterbauch, morgens und abends
Blasenerkrankungen	Orange	Rücken, Nierenbereich, 3 x täglich mind. 20 Minuten
Blut-Unterzuckerung	Rot	Ganzkörper, morgens und abends
Bluthochdruck	Blau	Ganzkörper, 3 x täglich
Blutunterdruck	Rot	Ganzkörper, 3 x täglich
Bronchial-erkrankungen	Violett	Oberkörper und Rücken, je Seite 3 x täglich
Darmträgheit	Gelb	Unterbauch, morgens und abends

Hilfe bei, gegen	Farbe	Bestrahlungs-Hinweise
Depressionen	Orange	Gesicht und Oberkörper, morgens und abends
Durchblutungs-störungen	Rot	Ganzkörper, morgens und mittags
Entschlackung	Gelb	Ganzkörper, morgens und abends
Entzündungen allgemein	Blau	betroffene Körperstellen, 3 x täglich mind. 20 Minuten
Erkältungen	Rot-Orange	Oberkörper, Kopf, 3 x täglich
Fieber	Blau	Ganzkörper, 3 x täglich mind. 20 Minuten
Gelenkentzündungen	Blau	betroffene Körperstellen, 3 x täglich mind. 20 Minuten
Giftabbau	Dunkelblau	Ganzkörper, 3 x täglich mind 20 Minuten
Gleichgewichts-störungen	Grün	Ganzkörper, morgens und abends
Haut, empfindliche	Blau	Ganzkörper, betroffene Partien, 2 x täglich
Haut, fettige	Violett	betroffene Partien, 3 x täglich mind. 20 Minuten
Haut, trockene	Rot	Ganzkörper, betroffene Partien, 2 x täglich
Haut, unreine	Orange	betroffene Partien, 3 x täglich
Herzleiden	Blau	Gesicht und Oberkörper, 3 x täglich
Herzrasen	Dunkelblau	Ganzkörper, morgens und abends

Hilfe bei, gegen	Farbe	Bestrahlungs-Hinweise
Herzschwäche	Rot	Ganzkörper, morgens und abends
Hörschwäche	Grün	jedes Ohr morgens und abends je 10 Minuten
Husten	Gelb	Brust und Rücken, 2 x täglich
Impotenz	Blau	Kopf, Oberkörper, morgens und abends
Ischiasbeschwerden	Blau	Unterbauch bis Unterschenkel, morgens und abends
Kältegefühle	Rot	Ganzkörper, abends mind. 30 Minuten
Karies	Ultraviolett	Ganzkörper, morgens und abends
Konzentrations- schwäche	Rot	Gesicht, Brustbereich, morgens 30 Minuten
Kopfschmerzen	Blau	Gesicht und Hinterkopf, im Akutfall: oft und lange; vorbeugend: morgens und abends
Krampfadern	Blau	Unterkörper, morgens und abends
Magenleiden	Blau	Brust bis Unterbauch, 2 x täglich
Masern	Rot	Ganzkörper, 3 x täglich mind. 20 Minuten
Muskelschwäche	Rot	Ganzkörper, 2 x täglich
Nackenschmerzen	Blau	Hals- und Nackenbereich, morgens 10 Minuten, abends mind. 30 Minuten
Narbenbehandlung	Blau	betroffene Partien, 2 x täglich

Hilfe bei, gegen	Farbe	Bestrahlungs-Hinweise
Nervenleiden	Grün	Ganzkörper, morgens und abends
Neurodermitis	Dunkelblau	Ganzkörper, 3 x täglich mind. 20 Minuten
Nierenerkrankungen	Orange	Rücken, Nierenbereich, morgens und abends
Ohrenschmerzen	Blau	jedes Ohr morgens und abends je 10 Minuten
Prüfungsangst	Orange	Gesicht, Oberkörper, morgens 20 Minuten
Rachitis	Ultraviolett	Ganzkörper, morgens und abends
Rheuma	Blau	betroffene Stellen, jede Seite 2 x täglich mind. 15 Minuten
Rückenleiden	Blau	Rücken, morgens und abends 30 Minuten
Schlaflosigkeit	Dunkelblau	Ganzkörper, nachmittags und abends je 15 Minuten
Schmerzen	Grün	betroffene Partien, 3 x täglich
Schuppenflechte	Ultraviolett	Ganzkörper, morgens und abends
Übergewicht	Blau	Ganzkörper, morgens und abends
Vitaminmangel	Ultraviolett	Ganzkörper, morgens und abends
Wetterfühligkeit	Grün	Ganzkörper, morgens und abends
Windpocken	Rot	Ganzkörper, 3 x täglich mind. 20 Minuten

BESSER LEBEN DURCH FARBANWENDUNGEN

DER SANFTE WEG ZU HARMONIE UND SCHÖNHEIT

Auf bestimmte Lichtschwingungen antwortet jeder Körper gleich. Auch wenn Blau Ihre Lieblingsfarbe ist, wird Ihnen eine Bestrahlung mit grünen Wellen gute Laune machen und eine Bestrahlung mit roten Wellen die Herztätigkeit verstärken. Die Haut ist nicht nur die Hülle unseres Körpers, sie ist auch die Antenne für alle Schwingungen, die uns umgeben. Es gibt besondere Hautpartien und Punkte, die sehr sensibel auf bestimmte Impulse reagieren. Nicht nur die indische, die alte persische und griechische Medizin, auch die Weisen Chinas machten sich dieses Wissen zunutze.

Akupunktur mit der Macht der Farben

Nach diesem Wissen hat jeder Mensch eine vitale Energie, Chi genannt. Die Energie, die sich aus den beiden Größen Yin und Yang zusammensetzt, zirkuliert in bestimmten Bahnen – den Meridianen – durch den ganzen Körper. Diese Meridiane müssen wie Autobahnen immer frei sein. Sonst kommt es zum Stau, das heißt zu Störungen im Organismus. Die Lebensfunktionen von Zellen, Gewebe und Organen können nicht erfüllt werden, weil die notwendigen Energien nicht in die verschiedenen Bereiche vordringen können.

Stauungen im Körper können sehr unangenehm sein. Hier kann die Akupunktur helfen, derartige Störungen zu beheben.

Wenn nun das Yin und das Yang nicht mehr im Gleichgewicht sind, ist auch die Harmonie der Lebensfunktionen gestört. Hier setzt dann die chinesische Medizin die Kunst der Akupunktur ein. Sie nutzt diese Energiestraßen, um dem Körper gezielt Energie zuzuführen.

Die Farbakupunktur ist eine Therapie, die das unmittelbare Energiesystem des Menschen behandelt und damit die Krankheiten auf der sensibelsten und feinsten ursächlichen Ebene angeht. Die Bestrahlung mit Farben erfolgt über die klassischen Akupunkturpunkte – und sie wirkt, weil Farben und Licht nichts anderes sind als Energie. Der einzige Unterschied zur klassischen Akupunktur ist, daß keine Nadeln, sondern gezielte Farbstrahlen benutzt werden. Jede Farbe hat eine andere Wellenlänge und eine unterschiedliche Wirkung.

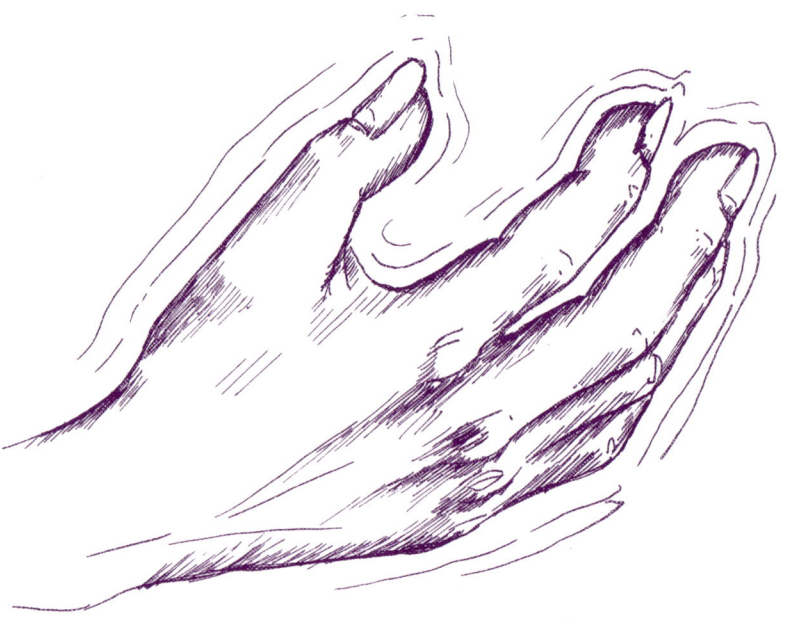

Die Erklärung dafür ist, daß der Mensch eben nicht nur Materie ist. Im physikalischen Sinne könnte man ihn auch mit einem Energiekörper vergleichen, und wie die Sonne als Energiekörper Licht abstrahlt, hat auch der Mensch eine solche Abstrahlung: die Aura. Die Aura ist Ausdruck des geistigen, körperlichen und seelischen Zustands. Mit Hilfe der Kirlianfotografie kann die Aura sogar sichtbar gemacht werden. Der russische Forscher Semjon Kirlian machte schon in den dreißiger Jahren die bioenergetischen Strahlungen in einem Hochfrequenzfeld fotografisch sichtbar. Forschungen an Kranken bewiesen: Sogar feinste energetische Spuren von Krankheiten lassen sich auf Fotopapier darstellen. Dabei wird der Funktionskreis von Krankheiten deutlich – die Ursachen lassen sich einfacher erklären.

An diesem Punkt setzt die Farbakupunktur ein – bei den Ursachen der Krankheit. Mit der Farbbestrahlung kann man nämlich die gestörten Schwingungsenergien wieder ins natürliche Gleichgewicht bringen. Und das mit ganz einfachen Mitteln. Die Schwingungen farbigen

Lichts sind der Zusammensetzung des menschlichen Energiekörpers am nächsten.

Ein weiterer großer Pluspunkt der Farbakupunktur: Sie hinterläßt im Körper keinerlei schädliche Rückstände, die der Körper dann erst wieder mühsam abbauen muß, wie es bei den meisten medikamentösen Behandlungen der Fall ist. Irgendwelche schädlichen Nebenwirkungen können nicht vorkommen.

Auch mit den gefürchteten Röntgenstrahlen hat die Farbakupunktur gar nichts zu tun. Sie ist vollkommen unschädlich. Wenn aus einem Grund vielleicht mal die falsche Farbe angewendet wird oder die Bestrahlungsdauer einfach zu lange anhält, dann kann schlimmstenfalls die bestehende Ungleichheit vorübergehend verstärkt werden.

Bei der Farbakupunktur wird eine Art Griffel direkt auf den Akupunkturpunkt gesetzt. Diese Art der Farbtherapie ist ideal zur Behandlung kleiner Fältchen, wird aber auch bei Herpes und Heuschnupfen empfohlen.

Licht gegen Falten, Akne und Cellulitis

In den modernen Kosmetikstudios wird nicht nur die richtige Farbe für den Lippenstift und der Ton für das perfekte Make-up bestimmt. Farbiges Licht gehört ebenso zur Farb-Therapie im Beauty-Bereich: für jede Haut, gegen Akne, gegen Cellulitis, gegen frühes Altern. Farbiges Licht strafft das Bindegewebe und regt die Kollagenproduktion an. Der Grund dafür ist ganz einfach. Jede einzelne Zelle braucht, um sich ständig zu erneuern, sogenannte Zellfarbstoffe oder Zytochrome. Durch überhöhte UV-Einstrahlung und eine mit Giften belastete Umwelt gehen diese wichtigen Zytochrome schnell verloren. Hier setzt die Beauty-Farbtherapie ein.

Auch in der Kosmetik werden Licht und Farben eingesetzt. Farbtherapie hilft gegen Falten, Akne und Cellulitis; Beauty-Farbtherapie wirkt gegen Umweltgifte.

Mit einer neuen Technik kann das Licht in ganz reinen Farben und so stark gebündelt wie nie zuvor auf die Haut gestrahlt werden. Das hat so eine ähnliche Wirkung wie Musik: Es kann den Menschen traurig und schwermütig machen, es kann ihn aber auch ausgelassen und fröhlich stimmen.

Die verblüffendste Wirkung jedoch haben die gebündelten Lichtstrahlen auf die Haut. Sie wirkt jünger und reiner, die Farben werden frischer und klarer, die Haare fallen weniger aus und die Nägel werden fest und stabil.

So funktioniert die Beauty-Farbtherapie

Ein technisch hochentwickeltes Steuergerät regelt die Stärke der einzelnen Farben und mischt sie neu zusammen. Eine geschulte Beauty-Therapeutin prüft das Ergebnis in einem abgedunkelten Raum, vergleicht es mit Farbkarten – erst dann wird mit der eigentlichen Behandlung begonnen.

Von den absolut reinen Farbstrahlern gibt es nicht nur die großen komplizierten Geräte für Kosmetikstudios, sondern auch kleinere für den Hausgebrauch. Das Farblicht dringt durch die Hautporen ins Zellinnere, es kann aber auch direkt auf die einzelnen Organe wirken, zum Beispiel auf Leber oder Niere.

Chakra ist ein Begriff aus dem Sanskrit. In dieser altindischen Sprache bedeutet das Kreis oder Rad. Chakren sind die Energiezentren im menschlichen Körper.

Aber ebenso wichtig wie die Bestrahlung der einzelnen Organe ist die Bestrahlung der Chakren. Chakra ist ein Begriff aus der alten Sanskrit-Sprache. Es bedeutet soviel wie Kreis oder Rad. Die Chakren sind die Energiezentren im Körper. Alle Chakren sind direkt mit den Hormonsteueranlagen und dem Nervensystem des menschlichen Organismus verbunden.

Eine Chakrabestrahlung mit Farblicht hat daher eine besonders heilsame und vitalisierende Wirkung.

Die Behandlung von trockener Haut und Falten

Zuerst wird die Haut direkt mit orangem Licht bestrahlt. Dann wird direkt das Chakra der Milz (etwa vier Zentimeter unterhalb des Bauchnabels) bestrahlt. Hierzu wird ebenfalls ganz reines Orange-Licht verwendet. Beide Bestrahlungen sollen zweimal täglich für jeweils zehn Minuten vorgenommen werden.

In den meisten Behandlungsstudios wird die Farbbestrahlung mit grünem Licht begonnen. Es beruhigt nicht nur die Haut, sondern auch die Seele. Violett bereitet dann die Haut für weitere Behandlungen vor und aktiviert außerdem den Lymphfluß. Zusätzlich werden, wie bei Ayurveda, duftende und aromatische Öle auf die Haut aufgetragen. Gelbes und violettes Licht können die Entschlackung des Gewebes unterstützen.

Den Heilungsprozeß zu Hause unterstützen

Mit einer einfachen Lampe können Sie den Heilungsprozeß vieler ge-
störter Körperfunktionen unterstützen und beschleunigen. Für Ihren
eigenen »Bestrahlungs-Apparat« brauchen Sie nur eine gewöhnliche
Schreibtisch- oder Nachttischlampe. Dabei ist es wichtig, daß sie in
jede gewünschte Richtung zu drehen ist. Außerdem muß die Lampe
einen dunklen Schirm haben, denn das Farblicht darf nur durch die
untere Öffnung abgestrahlt werden.

Schneiden Sie sechs Pappscheiben in der Größe des unteren Lampen-
schirmdurchmessers aus. Sie sind die Trägerplatten für die Farbfilter.
In der Mitte schneiden Sie nun ein Quadrat aus. In guten Papierge-
schäften bekommen Sie die nötigen Farbfolien, die Sie dann über die
ausgeschnittenen Quadrate kleben. Die fertigen Filter werden dann
mit einem Klebestreifen an der Lampe befestigt – fertig ist Ihr eigener
Bestrahlungsapparat. Sie brauchen jetzt nur noch (je nach Auswahl
der Farbe) die vorbereiteten Pappstreifen am Schirm zu befestigen.
Beachten Sie dabei aber bitte die Wärmeentwicklung der Lampe und
daß es nicht durch die abgedeckte Unterseite zu einem Hitzestau oder
sogar zu Brandgefahr kommt (keine Halogen-Strahler oder andere
Leuchten mit großer Hitzeentwicklung abdecken!).

*Einen Bestrahlungs-
apparat kann man
selbst bauen. Aber mit
Halogenstrahlern
oder anderen Licht-
quellen, die große
Hitze entwickeln,
sollte man sehr vor-
sichtig sein.*

Eine bunte Brille gegen Streß

Sie ist nicht etwa ein überflüssiger modischer Gag, sondern vielmehr
eine wirkliche Hilfe bei vielen gesundheitlichen Problemen: die Colorbrille. Sie ist eine der einfachsten Methoden, um die modernen Erkenntnisse über die Heilkraft der Farben in die Praxis umzusetzen.
Mit der Colorbrille können Sie Ihr Leben im wahrsten und im über-
tragenen Sinn des Wortes bunter gestalten.

Die neue Brille wird, neben den üblichen braun getönten Gläsern als
Sonnenschutz, mit sechs weiteren auswechselbaren Farbgläsern ange-
boten, und zwar in den Farben Rot, Blau, Gelb, Orange, Grün und
Violett.

Die Brille wird nach der Farbindikation gezielt eingesetzt. Schon
nach zehn Minuten kann der Blick durch die farbigen Gläser gestörte
Schwingungen ausgleichen. Psychische Belastungen wie zum Beispiel Streß, Angstzustände und Depressionen werden durch den Ausgleich gemildert und abgebaut.

Versuche mit der Brille haben ergeben, daß bei regelmäßiger Benutzung eine Umpolung stattfindet, die dem Menschen zur Stärkung seiner Lebensqualität verhilft.

Maximal zwanzig Minuten und zweimal tägliches Betrachten der Umwelt durch die farbige Brille bringt bereits die erwünschte seelische Ausgeglichenheit. Schon nach wenigen Minuten erleben Sie den inneren Wandel. Je nach verwendeter Farbe werden Sie entweder angeregt oder beruhigt, ausgeglichen oder inspiriert. Konzentration und Wachsein stellen sich genauso ein wie innere Ruhe und Schlafbereitschaft.

Wirkung und Anwendung der Farbbrillen

Leider kann man die Welt nicht durch eine rosarote Brille betrachten. Dafür kann man es aber mit einer Farbbrille versuchen: Rot, Grün, Blau, Orange, Gelb oder Violett haben nämlich die unterschiedlichsten Wirkungen.

Rot ist die wärmste, aber auch die stärkste reine Farbe. Rot ist in jeder Hinsicht besonders anregend. Es steht für Tatkraft, Willenskraft und Erregung. Aber Achtung! Auch im negativen Sinn kann das zutreffen. Liebe kann dann in Haß umschlagen, Aufbau wird zur Zerstörung und Anerkennung wandelt sich zur Ablehnung.

Richtig angewandt, fördert Rot die Durchblutung, macht gesprächig und heiter. Rot ist Impuls für Sex und Sport, Rot macht den Faulen fleißig.

Grün, eine Mischung von warmem Gelb und kaltem Blau, ist die in der Natur am meisten vertretene Farbe. In der Skala der Regenbogenfarben liegt Grün in der Mitte und gilt deswegen als neutraler Faktor. Grün vermittelt, fordert keine Entscheidung. Ein zwanzigminütiger grün eingefärbter Blick durch die Brille in die Welt gibt Ihnen Ruhe, Erholung und Zufriedenheit.

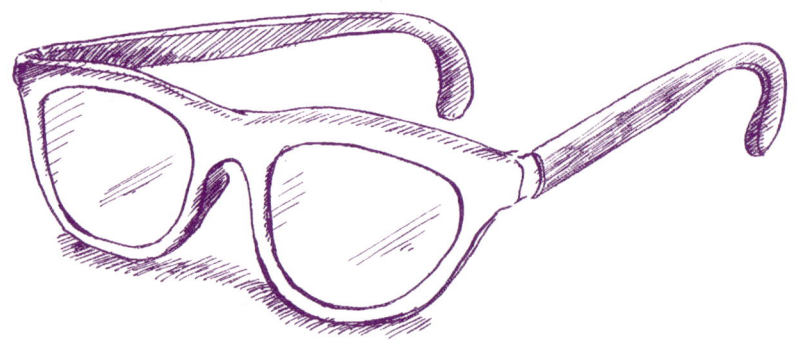

Blau ist die reine kalte Farbe, das Symbol für Unendlichkeit und Weite. Sie fördert den Schlaf und ruhige, angstfreie Träume. Und bei Liebeskälte fördert der Blick durch die blauen Gläser die Lust. Bei Frigidität und Impotenz soll es helfen, zweimal täglich zwanzig Minuten in blauen Träumen zu versinken und so seine Umgebung wahrzunehmen.

Orange ist eine Mischfarbe aus Rot und Gelb und verkündet Frohsinn und Heiterkeit. Besonders angezeigt sind orangefarbene Brillengläser bei Menschen mit Unterernährung, Magersucht und Appetitlosigkeit.

Gelb ist die hellste aller Farben und hat einen aufheiternden Effekt. Gelb vertreibt alles Schwere und Belastende. Ein Blick durch die gelben Brillengläser ist angezeigt bei Störungen des Lymph- und Drüsensystems.

Violett ist eine Farbe der Götter. Die Mischung aus kaltem Blau und warmem Rot gibt ihm eine fast hypnotische Wirkung. Es nimmt Einfluß auf das vegetative Nervensystem, schafft Schlafbereitschaft. Wegen seiner fast magischen Wirkung ist es zu empfehlen, die violetten Gläser nicht zu häufig zu benutzen. Es kann dann zu einer fast zwanghaften Abhängigkeit kommen.

Eine bunte Brille kann bei gesundheitlichen Problemen helfen. Dabei sollte man aus der Vielfalt der Farben diejenige aussuchen, die für den speziellen Fall erfolgversprechend erscheint.

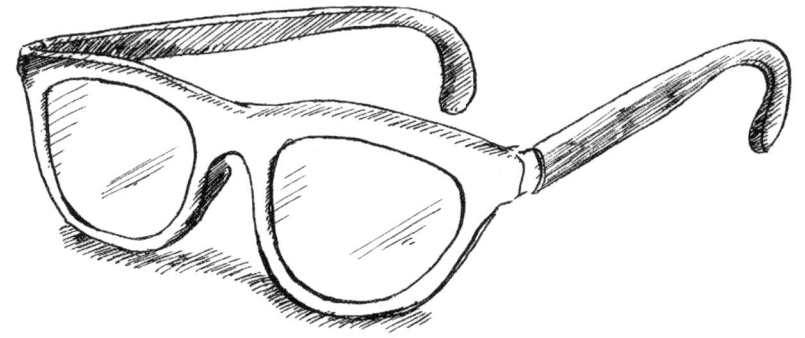

Farb-Atemübungen fördern die Durchblutung

Farben steigern die Wirkung von Atemübungen. Beim Einatmen schaut man auf Rot und beim Ausatmen auf Blau.

Besonders mit Atemübungen kann die Wirkung der Farben gesteigert werden. Die Farben Rot und Blau können in Verbindung mit solchen Übungen die allgemeine Durchblutung des Körpers verbessern und damit auch bei Potenzstörungen hilfreich sein, berichtet zum Beispiel der Mediziner Dr. Hans Weiers aus Bad Bellingen.

Die Übung: Man betrachtet in entspannter Sitzhaltung ein Bild in harmonisch verteilten Blau- und Rot-Farbwerten. Beim Einatmen wird auf Rot geblickt und beim Ausatmen auf Blau. Die Übung wird mehrmals wiederholt und jeweils über längere Zeit durchgeführt.

Am stärksten wird die Durchblutung angeregt, wenn man in eine nicht zu starke blau-violett gefärbte Lampe schaut, ergab eine Untersuchung des Studienkreises »Mensch und Farbe«. Dabei wurde die Durchblutung am vorderen Glied des Mittelfingers der linken Hand gemessen. Sie stieg beim Blick in die Lampe innerhalb von elf Minuten gleichmäßig und kräftig an. Auch nach Abschalten der Lampe verbesserte sich die Durchblutung noch weiter, um dann allmählich wieder abzufallen.

Auch Grün fördert die Durchblutung, jedoch bedeutend weniger als bei den Versuchen mit Rot-Blau-Wechsel und der blau-violetten Farbe. In jedem Fall geht die Durchblutung etwa vierzig bis fünfzig Minuten nach Abschalten der farbigen Lampen auf ihren Ausgangswert zurück. Es ist also zweckmäßig, die Farb-Atemübung mindestens zehn Minuten lang durchzuführen, um einen guten Durchblutungseffekt zu erzielen.

Die richtigen Farben für Wohnung und Kleidung

In der Direktionsetage einer großen Versicherung raufte man sich die Haare. Vor wenigen Tagen erst hatte die Gesellschaft einen Neubau mit technisch perfekter Klimaanlage bezogen. Die Temperatur war in allen Räumen gleich. Dafür sorgten die eingebauten Thermostate. Dennoch beklagten sich die weiblichen Angestellten, in den Damentoiletten sei es zu kalt.

Die Thermometer bewiesen das Gegenteil, aber die Klagen ließen nicht nach. Der Architekt des Neubaus ließ schließlich die blaßblauen Toilettenwände mit einem »warmen« Orange übermalen. Von da an stimmte die Temperatur...

Auch Sie können von den Farbwirkungen profitieren – für Ihr Leben in den eigenen vier Wänden. Am besten beginnen Sie mit einem kleinen Test: Stellen Sie Freunde auf die Probe. Wenn Sie aus dem Verhalten der Testpersonen die richtigen Schlüsse ziehen, sparen Sie eine Menge Geld und Nerven.

Erster Test

Auf einem Tisch stehen zwei gleich große, gleich schwere Schachteln. Die eine ist hellblau, die andere dunkelgrau oder tiefbraun. Bitten Sie den Freund, er solle die Schachtel ergreifen, die er für leichter hält. Wenn er nicht gerade farbenblind ist, wird er die helle Schachtel nehmen. Das bedeutet: Hellblau wirkt leicht und übrigens auch kühl.

Zweiter Test

Ersetzen Sie die Schachtel durch zwei gleich hübsche, gleich große und (möglichst) gleich schwere Mädchen. Eines von ihnen trägt ein dunkles Kleid, das andere ein helles. Die Testperson soll nun sagen, welches der beiden Mädchen schlanker ist. Mit größter Wahrscheinlichkeit kommt als Antwort: Die mit dem hellen Kleid ist schlanker. Das zeigt: Weil helle Farben »leichter« wirken, vermitteln sie den Eindruck von Schlankheit.

Dritter Test

In einem Zimmer stehen eine rote und eine blaue Couch. Stellen Sie die Testperson an einen Punkt, der von beiden Möbelstücken gleich weit entfernt ist. Bitten Sie Ihren Freund, er möge nun zu der Couch gehen, die ihm am nächsten steht. Er wird mit hundertprozentiger Sicherheit die rote Couch wählen. Dahinter steckt eine optische Täuschung: Rot läßt jeden Gegenstand näher erscheinen; es ist eine »avancierende« Farbe im Gegensatz zum »distanzierenden« Blau.

Tests haben bewiesen, wie wichtig persönlichkeitsbezogene Farben im Wohnbereich und bei der Kleidung sind. Optische Täuschungen können zur Fehleinschätzung der Realität führen und das seelische Gleichgewicht stören.

Farbtips für Wohnräume

Für die farbliche Ausgestaltung der Zimmer in seiner Wohnung kann man aus solch kleinen Tests folgendes lernen:

• Sorgen Sie für die richtige Mischung aus warmen, »avancierenden« und kalten, »distanzierenden« Farben.

In den letzten Jahren fast schon eine Selbstverständlichkeit: Dimmer regeln die Helligkeit des Lichtes und steuern so auch die seelische Grundstimmung.

• Entscheiden Sie sich erst einmal für eine Hauptfarbe. Nehmen Sie dabei eine kalte Farbe, sollten Sie die gesamte Atmosphäre durch kontrastierende Farbtupfer – Möbel, Bilder, Kissen, Blumen – ein wenig »aufheizen«. Der umgekehrte Effekt: Wenn Sie eine warme Farbe wählen, können Sie diese durch sparsam verwendete Kontrastfarben »abkühlen«. Dabei ist ein merkwürdiger Umstand zu berücksichtigen: Zuviel Rot macht nicht munter, sondern durstig.

• Wenn Sie für Ihr Wohnzimmer Weiß oder eine neutrale Pastellfarbe bevorzugen, sorgen Sie irgendwo für einen kräftigen Farbfleck. Das wirkt aufmunternd wie eine kräftige Dosis Vitamin B.

• Experimentieren Sie mit dem Licht. Das weiße Licht gewöhnlicher Glühbirnen bleicht grüne und blaue Farbtöne aus und verleiht rosa Schattierungen einen Gelbstich.

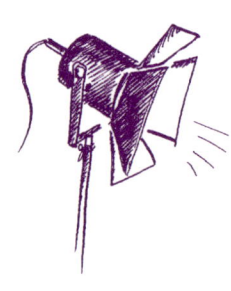

Unter weiß fluoreszierendem Licht (Leuchtröhren) erscheinen kühle Farben meistens grau, während alle Grün- und Gelbtöne kräftiger wirken. Fluoreszierende Tageslichtlampen wirken vorteilhaft auf intensive Blautöne.

Tips fürs Eßzimmer

• Weiße, rosa, pastellgrüne und pfirsichfarbene Wände wirken appetitlich. Amerikanische Psychologen behaupten, Pfirsiche erinnerten einen Mann an seine Mutter. Sie vermittelten ihm ein Gefühl von Geborgenheit und Sicherheit.

• Lassen Sie für die Beleuchtung einen Dimmer einbauen. Passen Sie die Helligkeit des Lichts Ihrer Stimmung und der Stimmung Ihrer Gäste an. Aber Vorsicht: Wenn Sie die Beleuchtung romantisch dunkel eingestellt haben, sorgen Sie bitte dafür, daß nicht plötzlich durch eine Tür helles Licht ins Eßzimmer fällt. Das könnte gegebenenfalls wie eine – in diesem Augenblick höchst unerwünschte – kalte Dusche wirken.

• Wenn Sie die festliche Tafel nur durch Kerzen beleuchten wollen, dürfen Sie nicht mit Kerzen sparen. Zu wenige Kerzen, zu wenig Licht ermüdet die Augen, macht nicht romantisch, sondern ausgesprochen unlustig.

Farbe im Badezimmer

• In diesem Raum verbringen Sie, so leid es Ihnen tun mag, die kürzeste Zeit des Tages. Hier dürfen Sie also Ihrer stillen Liebe zu schreienden Farben, sogar zu kitschigen oder »brutalen« Farbkombinationen freien Lauf lassen.

• Sorgen Sie – wie im Eßzimmer – für einen Dimmer. Wenn Sie sich schminken, können Sie Ihr Make-up im gleichen Licht auftragen und prüfen, in dem Sie später arbeiten werden. Und seien Sie fair: Wenn Sie Damenbesuch erwarten, achten Sie auf eine Übereinstimmung von Bade- und Eßzimmerlicht.

Überraschungen fürs Schlafzimmer

• Es gibt nach allen bisher angestellten Untersuchungen und Tests keine Farbe, die so sexy wirkt wie Schwarz! Seien Sie konsequent (und allen Ihren Bekannten meilenweit voraus), indem Sie die Schlafzimmerwände schwarz streichen lassen. Als Kontrast legen Sie weiße Teppiche auf den Boden und ein weißes Fell auf das Bett.

• Verzichten Sie auf sogenannte erotische Bilder und Drucke an den Wänden. Drücken Sie lieber die männlich-weibliche Polarität, die nun einmal zum Schlafzimmer gehört, durch Farbkontraste aus. Eine Wand, die jeweils zur Hälfte schwarz und weiß gestrichen ist, wirkt erotischer als ein noch so frivoler Stich aus dem Frankreich des 18. Jahrhunderts.

Das Schlafzimmer, ein Zentrum des ehelichen Lebens, sollte durch Farben anregen und nicht durch erotische Bilder.

Wie Kleiderfarben wirken

Außer Psychologen, Medizinern und Wohnungsausstattern machen sich schon seit eh und je Modeschöpfer Gedanken über den richtigen Einsatz von Farben. Wie wichtig es ist, seine persönliche Farbe zu finden und welchen Einfluß eine Farbe über die jeweilige Mode hinaus zum Beispiel auf eine Frau haben kann, hat die amerikanische Schriftstellerin Cindy Adams so beschrieben:

»Ich kann mich noch ganz deutlich an den Augenblick erinnern, in dem ich die Bedeutung der Farben erkannte. An jenem Morgen ging ich in einem grünen Kleid aus dem Haus, und irgend etwas stimmte daran nicht. Den ganzen Tag bekam ich Dinge zu hören wie ›Du siehst müde aus, Cindy‹ oder ›Hast du nicht ein bißchen zugenommen?‹ – was Leute eben so sagen, wenn sie eigentlich meinen: ›Du siehst gräßlich aus.‹

Ich wollte an diesem Abend ausgehen, hatte aber keine Zeit, mich einen Augenblick hinzulegen, ein Bad zu nehmen oder mich auch nur neu zu schminken. Die Zeit reichte gerade aus, ein leuchtend rotes Kleid anzuziehen.

Was dann geschah, war fast unheimlich. Man sagte mir, ich sähe fabelhaft aus, man fragte mich, ob ich abgenommen hätte. Die allgemeine Reaktion war jedenfalls wunderbar, und ich stellte fest, daß Rot – zumindest was mich betrifft – eine sehr positive Wirkung hat. Es gibt mir ein neues Lebensgefühl.«

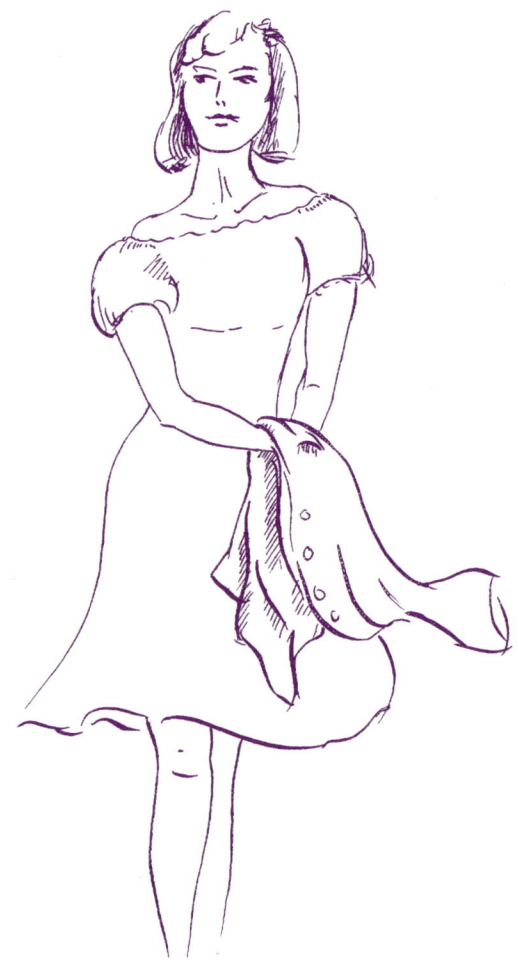

EDELSTEINE UND FARBEN

GEHEIMNISSE, MYTHEN UND FASZINATION

Nun haben wir in diesem Buch bisher sehr viel über die Bedeutung und die Wirkung von Farben gesagt. Und es war unser besonderes Anliegen, dabei auch und vor allem auf gesicherte wissenschaftliche Erkenntnisse hinzuweisen. Aber mancher mag sich vielleicht gefragt haben, was denn das eine oder andere mit Edelsteinen zu tun haben soll. Diese Antwort ist jedoch leicht zu geben. Denn jeder Edelstein, jedes Mineral hat seine Farbe. Auch von dem härtesten Stein gehen Schwingungen aus. Wir möchten nun Ihr Interesse für die Geheimnisse der Edelsteine gewinnen. Und dazu laden wir Sie ein, mit uns in deren Welt einzutauchen.

Vom wahren Wert der edlen Steine

Tief in der Erde, in vollkommener Dunkelheit, wuchsen in Millionen Jahren die kostbarsten und begehrtesten Edelsteine. Sie haben die Menschheit seit jeher fasziniert. Nicht, weil sie so selten sind und nur unter Mühen, körperlichen Qualen und großen Gefahren der All-Mutter Erde entrissen werden können, haben sie im Laufe der Jahrhunderte nie an Wert für die Menschen verloren, sondern weil ihre verborgenen Heilkräfte den Menschen gefangengenommen haben. In seinem Innersten vermag der Mensch, die Schwingungen der schillernden Farben des Gesteins zu erkennen. Ein edler Stein kann das Edle, das Wahrhaftige im Menschen berühren. Das ist ein Urwissen über die Mineralien, über einen Kontakt mit den Schwingungen der schillernden Farben.

Allerdings hat unser überreiztes Nervensystem im Laufe der technologischen Erfindungen und nach dem Zeitalter der Aufklärung fast allen Kontakt dazu verloren. Über Jahrhunderte hinweg verkümmerte unsere Verständigung mit den Naturkräften. Heute sind unsere Sensoren für deren Mitteilungsfähigkeiten abgestumpft. Der Mensch stellt sich taub. Und dadurch verlieren wir einen Teil der wichtigsten selbstheilenden Kräfte.

Edelsteine gewinnen an Wert, wenn sie bearbeitet werden. Durch ihre Kristallstruktur können sie aber auch Kräfte freisetzen, die eine positive Wirkung auf den Menschen haben.

Dabei müßten wir sie nur wieder aktivieren und die Sprache der Farben sowie der Schwingungen von Kristallen neu lernen. Jeder Mensch kann das mit etwas Zeit, mit etwas Geduld und Ruhe an sich selbst ausprobieren. Lassen Sie die verschiedenen wunderbaren Farben und die Schwingungen von Edelsteinen auf sich wirken und setzen Sie sie gezielt zur Heilung ein.

Wertanlage oder Geschenk als Zeichen der Verehrung

Steine und Kristalle haben für alle Menschen ganz verschiedene Bedeutungen. Die einen betrachten Steine nur als reine Vermögensanlage. Ihre Juwelen liegen meistens gut gesichert im Banksafe. In der Dunkelheit der Stahlkammern aber kommt ihre Kraft und ihre Schönheit nicht zur Wirkung. Sie sind lahmgelegt, ihre Kräfte schlummern wie einst, als sie noch tief in der Erde lagen – schade, denn im Tresor bringen auch die wertvollsten Steine kaum einen Gewinn. Das Kapital, das einmal dafür aufgewendet wurde, die Energie, die in ihnen steckt, bleibt ungenutzt. Und mancher Stein verliert in der trostlosen Umgebung von poliertem Stahl auch seine Kräfte. Denn das Licht, die Schwingungen der Materie, die ihn einst umgaben, können ihn nicht mehr so perfekt erreichen wie einst. Edle Steine brauchen Licht, brauchen Leben. Sie sind nicht tote Materie.

Als Geldanlage bringen Edelsteine kaum einen Gewinn. Der tägliche Umgang mit ihnen aber setzt Kräfte frei, die auf den Menschen wirken.

Für den anderen sind Steine Geschenke. Sie können Ausdruck tiefer Liebe sein. Mit Steinen wurden die Herzen der schönsten Frauen erobert. Aber auch manch kleiner Junge hat das Herz seiner Mutter jauchzen lassen, wenn er ihr einen besonders schönen Kiesel aus dem Bach mitgebracht hat. Steine zieren Kronen, Diademe, Spangen, Armreife und Ringe. Edelsteine in jeder Form zieren kunstvolle Tafelaufsätze, Bilderrahmen und Spiegel. Auf den großen Bällen strahlen die Diamanten, Rubine, Saphire und Smaragde im Wettstreit mit den schönsten Frauen. Kostbarste Edelsteine waren Grabbeigaben in allen Kulturen, sie zieren die Heiligenbilder aller Religionen. Sie sind eine Opfergabe, ein Geschenk an die Götter.

Für andere Menschen sind Steine ein Talisman, ein sie vor jedem Unglück schützendes Amulett. Ein Amulett ist ein Symbol der Heilung und des Vertrauens in die Heilkunst. Symbole aber, so wissen wir, sind mächtig, wirken über die Ansprüche einer momentan empfundenen Realität hinaus, legen einen materiellen Finger auf die Seele des Menschen.

Erfolgreiche Anwendungsfelder haben Amulette und Talismane dort, wo Mediziner in der heutigen Zeit von psychosomatischen Problemkreisen sprechen.

Amulette – Orientierungshilfen im Chaos

Die Aufmerksamkeit des Amulett-Trägers wird durch die Form, das Material oder die Gestaltung des Glücks- und Heilbringers angezogen. Erst dann kann sie sich in der symbolischen Ebene entfalten.

Klassische Amulette sind Edelsteine und Schmucksteine, durch Härte, natürlichen Glanz und märchenhafte Farben sind es »natürliche Symbole«. Im indogermanischen Bereich ist dabei die Farbe Rot von besonderer Bedeutung.

Für Perser, Griechen und Römer ist der rote Edelstein, meist aus der Familie der Granate, seltener der harte Rubin, der Edelstein schlechthin gewesen.

Amulette sind der Ausdruck von Wünschen, Hoffnungen und Spekulationen ihres Besitzers – sind also Denkmodelle, Ausdruck einer Lehre, die Natur nach dem Gesichtspunkt der Nützlichkeit zu interpretieren.

Weiße Muscheln, Tierzähne – besonders die von Nagern –, weiße Samen und andere zahnähnliche Gegenstände sollen das Zahnen bei Kleinkindern magisch beschleunigen und schmerzfrei halten, weiße Achatkugeln die mütterliche Milch bestärken. Ein Schlüssel an einem Band auf dem Rücken getragen – symbolisch für das Bild »verkehrte Welt« – erleichtert das Entwöhnen: eine Welt der Symbole, die leicht zu entziffern sind und nicht nur den Weisen, Priestern und hohen Klassen vorbehalten ist.

Amulette können für den Träger eine natürliche und eine übernatürliche Kraft haben, deren Vorhandensein kein Wissenschaftler mehr bezweifelt.

Das Amulett, ein Anhänger, der seinem Träger Kraft und Schutz verleihen soll, hat einen heidnischen Ursprung. Durch die Erkenntnisse über Farben, Struktur und Heilwirkungen ist das Tragen eines Amuletts heute wieder populär.

Die Bedeutung der Steine in vergangenen Kulturen

Gerade jetzt im Wassermann-Zeitalter erleben Kristalle und Edelsteine eine neue Renaissance. Schon seit Anbeginn der Menschheitsgeschichte spielen Kristalle und Edelsteine nicht nur in sagenumwobenen Mythen eine große Rolle.

In Märchen, Sagen und Legenden ist uns über viele Jahrtausende hinweg das uralte Wissen um die heilsame Kraft der Edelsteine überliefert.

Vor 200.000 Jahren lernte der Mensch, den Stein zu benutzen. Danach wurde er zum Kultobjekt, und die alten Germanen benutzten den Runenstein als Träger von Informationen durch aufgeritzte Symbole. Ägyptische Priester, Schamanen und Alchimisten wollten mittels edler Steine helfen, heilen und hellsehen. Und selbst die ungeheuren Bauten der Mayas und der Ägypter, die riesigen Pyramiden, sollen durch die Energiekraft der Kristalle entstanden sein. Es heißt, weise Überlebende aus dem versunkenen, legendären Atlantis waren hier am Werk, denn dort wurde die Kristallkraft genutzt, um die kosmischen Kräfte zu lenken und den Menschen nutzbar zu machen. Vor vielen tausend Jahren wurden von den Sumerern Steine in Lederbeuteln am Körper getragen, die zu Wohlbefinden und Glück beitragen sollten.

Neben den schmückenden, kultischen und dekorativen Zwecken bekommen die Edelsteine nun aber auch in unserer Zeitrechnung weitere wichtige Rollen. Dazu braucht man nur an den Mikrochip aus der Computerwelt zu denken. Er besteht aus Quarzkristallen und besitzt eine sehr große Speicherkapazität für Informationen aller Art.

Gerade in den letzten Jahren hat die Forschung viel über die feinstoffliche Heilwirkung der Edelsteine herausgefunden – ein Wissen, das in den westlichen Kulturen jahrhundertelang in völlige Vergessenheit geriet. Dabei haben sich gerade im Mittelalter, das noch keine Trennung der wissenschaftlichen Disziplinen kannte, die Gelehrten mit der Heilkraft der Edelsteine und Mineralien beschäftigt. Die bekannteste deutsche Verfechterin der Heilkunst mit edlen Steinen war wohl die heilige Hildegard von Bingen.

Magische Wirkung und Nutzen für die Gesundheit

»Wenn du von Traurigkeit bedrückt bist, schaue den Onyx aufmerksam an und lege ihn auch bald in deinen Mund, und deine Traurigkeit wird weichen.« So steht es geschrieben in dem Edelstein-Buch der heiligen Hildegard von Bingen. Um die Lehren der weisen Frau aber wirklich zu verstehen, muß man einen Blick auf ihr Leben werfen.

Das schwächliche Mädchen wurde als zehntes und letztes Kind ihrer Eltern im Jahre 1098 in Bermersheim geboren. Schon als ganz kleines Kind wurde ihr Leben von Visionen geprägt. Ihre kindlichen Erzählungen und ungekünstelten Vorhersagen erschreckten ihre Eltern. So beschrieb sie ihren Eltern genau die Farbe eines noch ungeborenen Kälbchens.

Das kleine Mädchen wurde schon im Alter von acht Jahren einer Klausnerin des nahegelegenen Benediktinerklosters zur Erziehung übergeben. Das entsprach nicht nur der dem Zeitgeist entspringenden Einstellung gegenüber schwächlichen Töchtern ohne Aussicht auf eine Heirat, sondern war wohl auch eine Entscheidung, die von den für ihre Eltern unheimlichen Visionen der Tochter beeinflußt war.

Achtjährige Mädchen waren zu der damaligen Zeit schon im heiratsfähigen Alter, mußten hart arbeiten oder sich den geistigen Wissenschaften widmen. Im Mittelalter war es durchaus üblich, daß Mädchen und Frauen aus den führenden Gesellschaftsschichten denselben Zugang zu den Wissenschaften, zu Schrift und Gelehrsamkeit hatten wie Männer. Sie war der lateinischen Sprache mächtig genug, um mit Königen und Kaisern, Bischöfen und Päpsten zu korrespondieren und das erste systematische Werk deutscher Sprache über die Naturheilkunde niederzuschreiben.

Um 1150 verfaßte Hildegard von Bingen jenes umfangreiche naturkundliche Schrifttum, das heute – wo man neben der Schulmedizin nach alternativen Heilmethoden sucht – geradewegs zu einer »Hildegard-Renaissance« geführt hat.

Wie die Ayurveda-Mediziner geht Hildegard von Bingen in ihren heilkundlichen Schriften von einer ganzheitlichen Betrachtung des Menschen aus. Aus ihrer Sicht ist der Mensch ein in seinem Ursprung dem Kosmos verhaftetes Wesen. Entsprechend sind auch seine Leiden und deren Heilung nur aus dem Zusammenhang von Leib und Seele zu erklären. Und so haben nicht nur Kräuter, Speisen und Getränke ihren Platz in jeder Therapie, sondern auch die Kraft der Mineralien.

Spricht man einem Gegenstand magische Wirkung zu, sind viele Menschen skeptisch. Vor der naturwissenschaftlich beweisbaren Heilkraft von Farbe und Licht der Steine sollten jedoch alle Bedenken zurücktreten.

Steine und Kristalle – Entstehung und Zusammensetzung

Bei einer engen Eingrenzung der Mineralien geht man von 1850 Arten aus; jede von ihnen hat ihre eigene unverwechselbare Kristallstruktur.

Wer sich mit den Heilkräften der Edelsteine und Kristalle beschäftigen will, muß sich auch mit ihrer verschiedenartigen Zusammensetzung und ihrer Entstehung befassen. Deshalb ist es nötig, die elementarsten Begriffe und Fakten zu kennen.

Bei den festen, dicht gefügten Bestandteilen der Erde unterscheidet man zwischen den Gesteinen und den Mineralien. Gesteine sind Zusammensetzungen, Gemenge von mehreren, auf natürliche Weise entstandenen Mineralien. Und die Mineralien sind ihrer stofflichen Beschaffenheit nach einheitlich. Sie können ein chemisches Element sein, stellen aber zum weitaus größeren Teil Verbindungen von Elementen dar.

Nahezu sämtliche Mineralien die uns bekannt sind – man kann bei einer engen Eingrenzung von rund 1850 Arten ausgehen –, können Kristalle ausbilden. Die verschiedenen Kristalle sind im geometrischen Sinne ganz exakt ausgeformte Gebilde mit gesetzmäßigem atomaren Gitterbau. Jedes Mineral besitzt seine eigene, unverwechselbare »Kristallstruktur«.

Die verschiedenen arteigenen Mineralien sind in drei sehr unterschiedlichen Abfolgen entstanden. Diese Abfolgen werden in drei sogenannten Zyklen eingeteilt.

1. Der magmatische Zyklus

Unter diesem Begriff sind die Entstehungsvorgänge zusammengefaßt, die sich auf die Mineralbildung in dem glutflüssigen, zähen Magma im Erdinneren beziehen.

Geologisch bedingte Umwälzungen pressen gewaltige Massen von Magma in höhere Bereiche der Erdkruste. Dabei entstehen enorm hohe Temperaturen und sehr hoher Druck. Je nach dem Verlauf der Abkühlungsprozesse und der chemisch-physikalischen Gesetzmäßigkeiten können sich dabei die verschiedenen Mineralien und Gesteine bilden.

2. Die sedimentäre Abfolge

Die Bildung der Gesteine und Mineralien aus dem sedimentären Zyklus vollzieht sich durch äußere mechanische Einflüsse oder infolge chemischer Umsetzungen, also stofflicher Veränderungen. Als Beein-

»Stoffklassen« der Mineralien

Chemisch begründet werden die Mineralien in einzelne »Stoffklassen« aufgeteilt. Abgesehen von den relativ wenigen organischen Verbindungen – zum Beispiel Bernstein – ergibt sich dann folgende Gliederung:

Klasse und Mineral	Beispiele
Klasse I **Elemente** **Silber, Wismut**	Diamant, Gold, Graphit, Kupfer, Platin, Schwefel
Klasse II **Sulfide**	Arsenkies, Bleiglanz, Kupferkies, Magnetkies, Markasit, Molybdänglanz, Pyrit, Realgar, Spießglanz, Zinkblende
Klasse III **Halogenide**	Fluorit (Flußspat), Kryolith, Steinsalz
Klasse IV **Oxide und** **Hydroxide**	Chrysoberyll, Cuprit, Hämatit, Limonit, Magnetit, Opal, Pechblende, Quarz, Rutil, Spinell, Uranpecherz, Zinnstein
Klasse V **Nitrate, Carbonate, Borate**	Aragonit, Azurit, Calcit, Cerrusit, Dolomit, Malachit, Manganspat, Siderit, Zinkspat
Klasse VI **Sulfate**	Anglesit, Baryt (Schwerspat), Coelestin, Wulfenit
Klasse VII **Phosphate, Arsenate, Vanadate**	Apatit, Descloizit, Lazulith, Mimetesit, Pyromorphit, Torbernit, Türkis, Vanadinit, Vivianit
Klasse VIII **Silicate**	Andalusit, Augit, Beryll, Chlorit, Epidot, Olivin, Glimmer, Granat, Hornblende, Lasurit, Nephelin, Feldspat, Prehnit, Serpentin, Sillimanit, Sodalith, Spodumen, Strahlstein (Aktinolith), Talk, Titanit (Sphen), Topas, Turmalin, Vesuvian, Zirkon, Zoisit

flussungen von außen kommen Wasser und Wind, Frost und Gletschertätigkeit oder die Einwirkung von Organismen in Betracht. Für die chemischen Umformungen von Gesteinen sind Oxydation und Auslaugung, Verwitterung, Weitertransport, erneute Absetzung und Verfestigung verantwortlich.

3. Die metamorphe Abfolge

Zu dieser Klasse zählen keine Erstbildungen von Gesteinen und Mineralien, sondern deren stoffliche Umwandlung in verschieden tiefen Schichten der Erdkruste. Die Umbildung von Gesteinsfügungen oder Mineralbeständen kann durch Druck- und Temperaturschwankungen verursacht werden, aber auch durch Hinzutreten von Nebengesteins-Schmelzen oder freigesetzten, eindringenden Dämpfen und Gasen.

Merkmale zur Bestimmung von Mineralien und Kristallen

Ein System von Bestimmungsmerkmalen erleichtert das Erkennen von Mineralien, da die verschiedenen Varietäten oft eine Doppel- und Dreifachbezeichnung haben.

Das Erkennen von Mineralien und Kristallen ist eine Sache der Übung und Erfahrung. Sicher ist es schon einem Anfänger möglich, ein Stück Rosenquarz von einem Stück Milchquarz zu unterscheiden. Aber das Reich der Mineralien ist riesengroß. Rechnet man alle Umwandlungsprodukte dazu, die verschiedenen Variationen und bedenkt die häufige Doppel- und Dreifachbezeichnung, so kommt man schnell auf mindestens 3600 verschiedene Gesteine.

Um dies leichter durchschaubar zu machen, finden Sie hier 6 nützliche Bestimmungsmerkmale.

1. Kristallsystem

Die Wissenschaft hat insgesamt 32 Kristallklassen festgelegt. Wenn Sie die wichtigsten sieben Klassen kennen, reicht das vollkommen. Denn diese sind in der Welt der heilenden Steine die häufigsten. Jedes einzelne Mineral hat einen ganz bestimmten atomaren Gitterbau und kann sich nur nach dieser klaren geometrischen Ordnung entwickeln.

2. Äußere Farbe und Strichfarbe

Die verschiedenen Farben der Edelsteine bieten Anhaltspunkte für die Erkennung und Bestimmung, aber man muß sehr vorsichtig sein. Denn durch physikalische Einwirkungen, von Licht oder Hitze beeinflußt, aber auch durch Beimengungen und Verunreinigungen, haben sich die Farben der Mineralien oft total verändert. Dazu kommt noch, daß einige Mineralien in den verschiedensten Farben vorkommen. Viel zuverlässiger ist da der sogenannte »Strich«. Dazu benötigt man eine unglasierte kleine Porzellantafel – die Strichtafel. Sobald man mit dem zu bestimmenden Mineral unter mäßigem Druck darüber hinwegfährt, bleibt eine farbige Spur auf der Tafel. Nur dieser farbige Strich verrät die wirkliche Eigenfarbe des zu bestimmenden Minerals.

3. Härte

Jedes Mineral kann von härteren Mineralien geritzt werden und hat seinerseits die Fähigkeit, alle weicheren Mineralien zu ritzen. Der Mineraloge Friedrich Mohs (1773 – 1839) hat dafür die nach ihm benannte »Mohs'sche Härteskala« aufgestellt. Diese Skala, aufgebaut vom tiefsten bis zum höchsten Härtegrad, lautet:

Härte 1: sehr weich, mit dem Fingernagel ritzbar – zum Beispiel Talk

Härte 2: um weniges härter, auch noch mit dem Fingernagel ritzbar – zum Beispiel Gips und Steinsalz

Härte 3: schon wesentlich härter, mit einer Kupfermünze ritzbar – zum Beispiel Calcit

Härte 4: mittelhart, von Glas oder Taschenmesser noch ritzbar – zum Beispiel Flußspat.

Härte 5: noch etwas härter, mit dem Taschenmesser noch ritzbar – zum Beispiel Apatit

Härte 6: bereits an der oberen Grenze der mittleren Härten, nur noch mit der Stahlfeile ritzbar – zum Beispiel Orthoklas (Feldspat)

Härte 7: deutlich härter, »schreibt« auf Glas – zum Beispiel Quarz

Härte 8: ritzt den schwächeren Quarz, schon im Bereich der »Edelsteinhärten« – zum Beispiel Topas

Härte 9: ritzt den weicheren Topas, wird andererseits vom Diamanten geritzt – zum Beispiel Korund

Härte 10: Diamant als höchster Härtegrad, nicht ritzbar

Die Mohs'sche Härteskala, 1812 von Friedrich Mohs eingeführt, ist ein unentbehrliches Ordnungsprinzip in der Edelsteinkunde und Mineralogie.

Das hexagonale System

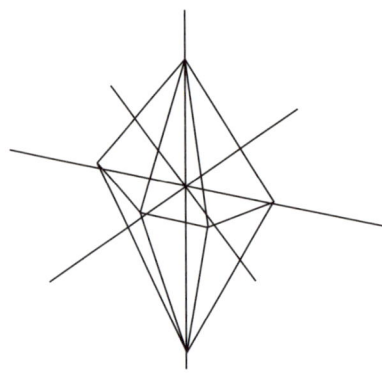

Drei gleich lange (gleichwertige), in horizontaler Ebene liegende Achsen, auf denen die ungleichwertige Hauptachse steht.
Diese Kristalle haben immer eine sechsseitige Ausbildung.

Das triagonale System

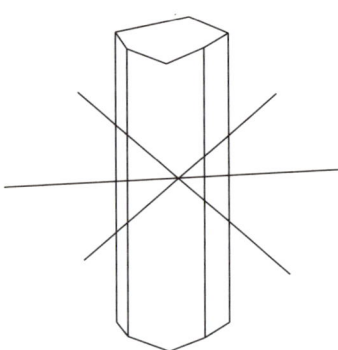

Gleiche Achsen und Winkel wie beim hexagonalen System, nur mit der Unterscheidung, daß der Querschnitt der Prismen-Grundform dreieckig, nicht sechseckig ist. Immer dreiseitige Ausformung der Kristalle.

Das kubische System

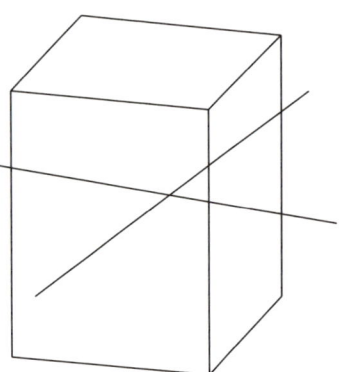

Die drei gleich langen Achsen stehen senkrecht aufeinander. Man nennt das die reguläre oder würfelige Ausbildung der Kristalle.

Das monokline System

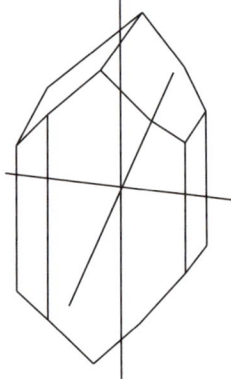

Drei ungleich lange Achsen schneiden sich unter einem schiefen Winkel. Das ergibt die einfach-geneigte Kristallausformung.

Das rhombische System

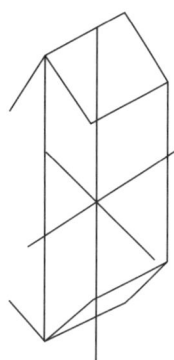

Diese Form wird auch die orthorhombische Ordnung genannt. Die drei verschieden langen Achsen stehen senkrecht zueinander. Orthorhombische Ausbildung der Kristalle.

Das tetragonale System

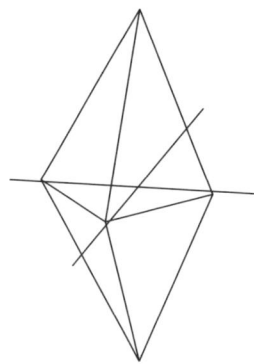

Zwei senkrecht zueinander stehende, gleichwertige Achsen mit einer wiederum senkrecht zu ihnen angeordneten Hauptachse, die ungleichwertig ist. Das ergibt immer eine quadratische oder vierseitige Ausbildung der Kristalle.

Das trikline System

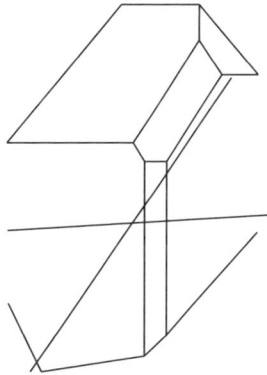

Alle drei Achsen sind verschieden lang und stehen schief zueinander. Das ergibt eine dreifach geneigte Kristallausbildung.

Die sieben häufigsten Formen der Kristalle

4. Spaltbarkeit

Eine weitere Hilfe, um Steine zu bestimmen, ist ihre Spaltbarkeit. Sie steht im Zusammenhang mit der jeweiligen Härte. In der Praxis hat man es mit drei Möglichkeiten zu tun: mit der ausgezeichneten Spaltbarkeit, der die Experten die Bezeichnung »sehr vollkommen« beimessen. Ihr folgt eine normale Spaltbarkeit, die als »vollkommen« bezeichnet wird. Letzte Stufe ist die weniger günstige, »unvollkommene« Spaltbarkeit. Dies ist die allgemein gebräuchliche Gliederung. Als weiteres Merkmal gilt der sogenannte Bruch. Mit ihm beschreibt man die Beschaffenheit der Bruchfläche. Der Bruch kann sehr verschieden ausfallen – um nur einige Bezeichnungen der Fachleute zu nennen: eben und uneben, glatt und erdig, faserig, muschelig, hakig und splitterig.

Neben der Härte sind die wichtigsten Bestimmungsmerkmale für Mineralien das Kristallsystem, die äußere Farbe, die Strichfarbe, der Glanz und die Durchsichtigkeit sowie das spezifische Gewicht.

5. Glanz und Durchsichtigkeit

Der Glanz eines Minerals und ganz besonders der von Kristallen hängt davon ab, inwieweit das auftreffende Licht absorbiert, also geschluckt, oder wieder reflektiert wird. Bei Lichteinfall ist die Durchsichtigkeit am besten zu beurteilen. Auch die Durchsichtigkeit wird in verschiedene Klassen unterteilt:

Glanz = Diamantglanz – Fettglanz – Glasglanz – Halbmetallglanz – Metallglanz – Perlmuttglanz – Seidenglanz
Durchsichtigkeit = durchsichtig – halbdurchsichtig – durchscheinend – undurchsichtig

6. Spezifisches Gewicht

Wenn wir einen einzelnen Stein mineralogisch möglichst genau bestimmen wollen, dann ist die Feststellung des spezifischen Gewichts eine sehr gute, zusätzliche Hilfe. Da wir ja in der Schule gut aufgepaßt haben, kennen wir noch die Berechnungsformel dafür: Gewicht geteilt durch Volumen ergibt das spezifische Gewicht.
Man legt also zunächst den Stein auf eine Waage und notiert sein genaues Gewicht. Dann füllt man einen Meßbecher mit Wasser bis zu einem bestimmten Teilstrich und legt den Stein hinein. Der Wasserspiegel steigt nun. Die entstehende Differenz, gemessen in Kubikzentimetern, ergibt das Volumen des Gegenstandes. Jetzt braucht man nur noch die vorherige Formel anzuwenden und erhält als Ergebnis das genaue spezifische Gewicht.

DAS FARBENSPIEL DER EDELSTEINE

KRISTALLE UND MINERALIEN IN DER ÜBERSICHT

Wir wissen bereits viel über die Wirkung bestimmter Farben auf die menschliche Psyche und den Organismus. Auch das intensive Farbenspiel der Edelsteine hat beruhigende und aufmunternde, reinigende oder heilende Kräfte. Jeder Stein hat seine ganz eigene Geschichte, Zusammensetzung und Bedeutung. Um die heilende und aufbauende Wirkung der Steine zu verstehen, muß man sich etwas mit der Entwicklung und der Verschiedenartigkeit der Steine auskennen. Hier folgt eine Übersicht über die für die verschiedensten Therapien und Anwendungen wichtigsten Mineralien und Kristalle. Wegen der Vielzahl der Steine beschreiben wir ausführlich vor allem solche, denen mit ihrer Wirkung auf den Menschen eine besondere Bedeutung zukommt.

Achat

Nach Farbe, Bänderung und Form unterscheidet man zwischen Augenachat, Bandachat, Dendritenachat, Donnerei, Festungsachat, Korallenachat, Kreisachat, Landschaftsachat, Moosachat, Punktachat, Ringachat, Röhrenachat, Schichtachat, Sternachat, Trümmerachat, Wasserachat (mit Einschluß von Flüssigkeit) und Wolkenachat. Achate gibt es von den hellsten Grau- und Gelbtönen bis zum tiefsten Braun und Blauschwarz. Achate findet man in Rheinland-Pfalz, Frankreich, Italien, Uruguay, Brasilien, USA, Madagaskar, Indien und Borneo.

Nach Achates, einem Flußtal im antiken Sizilien, ist der Achat benannt worden.

Adular

Das Mineral gehört zur Gruppe der Feldspate. Es gibt den Adular in Weiß, Weißgrau, Grüngrau oder als Mondstein mit leicht bläulichem Schimmer. Er kommt in den alpinen Klüften der Schweiz, der Ostalpen und auf Ceylon vor.

Aktinolith

Wird auch Strahlstein genannt. Es gibt ihn in den Farben Grün, Grau und Weiß.

Amethyst

Der Name Amethyst stammt aus dem Griechischen und bedeutet »nicht betrunken sein« oder auch »weinfarbig«.

Er gehört in die Gruppe der Quarze und ist als Edelstein weltweit sehr geschätzt. Seine Farbe ist Violett in zahlreichen Nuancen von hellrosa bis tief dunkelblau, häufig mit einem rostbraunen Belag umgeben. Fundorte für den Amethyst sind zum Beispiel Rheinland-Pfalz, Tirol, Irland, Schottland, Schweden, Kanada, die USA, Brasilien, Uruguay, Südwestafrika, Madagaskar und Ceylon.

Amianth

Je nach Aussehen auch als Bergholz, Bergleder oder Berghaar bekannt. Es gibt ihn in den Farben Grün, Weiß und Grau. Besonders schön ist er, wenn er einen hellen Seidenglanz hat. Er wird in den Ostalpen, im Erzgebirge, im Ural, in Kanada, in den USA und in Südafrika gefunden.

Andalusit

Ein Mineral aus den Bereichen von Gneisen und Glimmerschiefern. Er ist rötlichgrau, gelb oder rosa. Der rhombische, glasglänzende Kristall ist nur ganz selten durchsichtig. Den Andalusit kann man im Erzgebirge, im Fichtelgebirge, in der Schweiz, in Spanien, Algerien, den USA und Südafrika finden.

Aquamarin

Diese Form des Beryll ist als Edelstein besonders beliebt. Geschätzt wird er, wenn er meerwasserblau ist. Es gibt ihn aber auch in grünlichen und zart hellblauen Tönungen. Es ist ein hexagonaler, glasglänzender und durchsichtiger Kristall. Gefunden wird er auf der Insel Elba, im Ural, in Brasilien, Madagaskar, Südafrika und Australien.

Aragonit

Der Aragonit wird auch als Erbsenstein, Aphrit, Kalksinter oder Sprudelstein bezeichnet. Es handelt sich um ein Mineral mit großer Verbreitung. Es gibt ihn in den Farben Weiß, Gelb, Rot, Violett und Schwarz. Man findet ihn am Kaiserstuhl, bei Salzburg, in Kärnten, in der Steiermark, auf Grönland, in der Tschechei, in Böhmen, Ungarn, Spanien, Amerika und Asien.

Ein Märchen erzählt, daß der Aquamarin aus dem Schatzkästlein der Meerjungfrauen an den Strand gespült wurde. Daher gilt dieser Stein auch heute noch als Glücksbringer der Seeleute.

Augit

Er wird auch Phyroxen genannt. Es handelt sich um ein gesteinbildendes Mineral im Bereich der Magmatite. Man kennt es in den Farben Braun, Grünschwarz und Schwarz. Es ist ein undurchsichtiger Kristall in Säulenform.

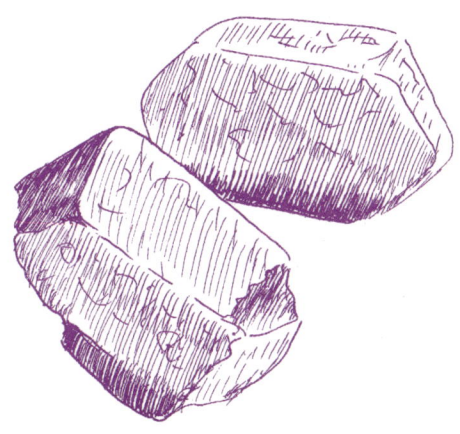

Azurit

Bergleute nennen dieses Kupfermineral auch <u>Kupferblau</u> oder <u>Bergblau.</u> Es ist weltweit verbreitet. Wegen seiner azurblauen Farbe ist dieser Stein seit Jahrtausenden bei allen Völkern bekannt.

Baryt

Wird auch <u>Schwerspat</u> oder <u>Kammspat</u> genannt. Es ist ein Barium-Mineral, welches sich häufig in sulfiden Erzlagern finden läßt. Der Stein ist weiß, gelblich, braun oder rot, in seinem reinsten Zustand ist das Mineral farblos. Die kristalline Form ist rhombisch, sehr häufig in Blätter- oder Plattenform. Man findet ihn in Thüringen, im Salzburger Land, in Ungarn, Frankreich, den USA und ferner in fast allen GUS-Staaten.

Bergkristall

Kristall hieß bei den Griechen der Antike krystallos, das bedeutet »klares Eis«. Der germanischen Sage nach lebten die Bergnymphen in Palästen aus funkelndem Bergkristall.

Man nennt ihn auch <u>Arkansasdiamant,</u> <u>Mamaroscher</u> oder <u>Schaumburger.</u> Es ist in seiner schönsten Form ein farbloser, wasserklarer, durchsichtiger Quarz. Er kann in riesigen Kristallen mit bis zu acht Meter Umfang gefunden werden. Er kommt in hexagonaler bzw. trigonaler Form vor. Nur ganz klare Bergkristalle finden bei Sammlern Anerkennung. Es gibt sie aber auch gelegentlich etwas trüb, mit leichtem Grau- oder Gelbschimmer. Bergkristalle kommen in der ganzen Welt vor und sind seit Menschengedenken als Heilsbringer bekannt.

Bleiglanz

Auch <u>Bleischleif</u> oder <u>Galenit</u> genannt. Bleiglanz hat eine eigentümliche bleigraue Farbe und sein metallischer Glanz kommt besonders gut zur Geltung, wenn er poliert ist. In Deutschland wird Bleiglanz in der Eifel, im Siegerland und im Harz gefunden, sonst in den amerikanischen Gebirgen, in Australien, den GUS-Staaten und im asiatischen Raum.

Calcit

Von diesem Mineral gibt es weltweit etwa 200 Abarten. Es kann farblos, gelb, weiß und weißgrau sein. Die Kristallbildung erfolgt ebenso in zahllosen Varianten. Man kann ihn von durchsichtig bis undurchsichtig finden.

Cerussit

Er wird auch Bleispat oder Bleiweiß genannt. Es gibt ihn in den Farben Gelb, Grau und Braun. Die Kristalle haben einen besonders schönen Glanz, der besonders bei sternförmigen Verwachsungen zum Tragen kommt.

Chalcedon

Der Chalcedon gehört auch zur Familie der Quarze. Er kann fleischfarben, bräunlich, graublau und grün sein. Es gibt ihn auch durchsichtig und nur leicht durchschimmernd. Besonders häufig findet man ihn in Arizona, Südwestafrika und ferner auch auf dem australischen Kontinent.

Chalcedon besteht aus feinen Quarzfasern. Im Gegensatz zu den glasglänzenden Amethysten oder Bergkristallen ist Chalcedon wachsglänzend oder matt.

Chlorit

Ein in allen Bergregionen auftretendes Mineral. Es kommt in leuchtendem Grün, Weißgrün und Schwarzgrün vor. Den Chlorit findet man immer wieder als Einschluß oder auch Einwuchs in anderen Mineralien.

Chrysokoll

Er kommt häufig in Kupferlagerstätten vor. Er wird auch Kieselkupfer oder Kupfergrün genannt. Den sehr weichen und fettglänzenden Stein findet man auf Elba, in Großbritannien, Nordamerika, Rhodesien, Chile und Mexiko.

Citrin/Zitrin

Der im Handel angebotene Zitrin ist häufig ein gebrannter Amethyst, der wegen seiner kräftigen gelben Farbe auch Goldtopas genannt wird. Der natürliche Zitrin dagegen ist oft nur von einem blassen Gelb.

Auch der Zitrin gehört in die Familie der Quarze. Er wird, eigentlich ohne jeden Grund, auch <u>Goldtopas</u> genannt. Es gibt ihn in den Tönungen Hell und Goldgelb bis Bräunlichgelb. Er ist ein durchsichtiger bis undurchsichtiger Kristall ohne jede Streifenbildung. Fundorte sind Frankreich, Spanien, Schottland, Madagaskar, Amerika, Australien sowie im asiatischen Raum und den GUS-Staaten.

Coelestin

Wird auch <u>Zölestin</u> genannt. Ein Stein von außerordentlicher Schönheit. Meist ist er weißblau, farblos oder gelb. Die rhombischen Kristalle haben entweder einen sanften Perlmuttglanz oder einen klaren Glasglanz. Der Coelestin kommt im gesamten Alpenraum vor, in den Gebirgen Süd- und Nordamerikas, im asiatischen Raum und den GUS-Staaten.

Diamant

Zwei, die sich gleichen: Diamant und Graphit. Beide bestehen aus reinem Kohlenstoff, und doch gibt ihr chemischer Aufbau ihnen einen gravierend unterschiedlichen Wert.

Der berühmteste und begehrteste aller Steine. Er besteht aus reinem kristallisierten Kohlenstoff und ist insofern auch im mineralogischen Sinn ein Element. Gegenüber Säuren und Laugen ist er vollkommen unempfindlich. Aufgrund seiner hohen Lichtbrechung und starken Farbzerstreuung ist er ideal geeignet für den Schliff. Es gibt weiße, gelbliche, hellgraue und bläuliche Diamanten. Diamanten-Vorkommen finden sich vor allem in Afrika, Amerika, Sibirien, Australien und Indien.

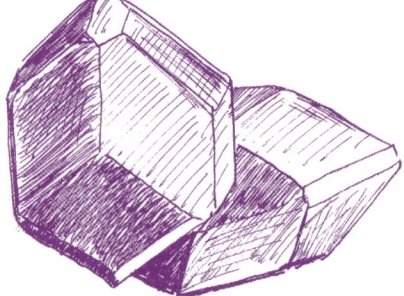

Dioptas

Wird auch <u>Achivit</u> genannt. Der Stein ist von intensiver Farbe in den Tönungen von Smaragd bis Tiefgrün. Er ist ein durchsichtiger oder durchscheinender Edelstein. Der kristalline Aufbau des Dioptas ist hexagonal.

Eisenkiesel

Ein aus Kieselsäure entstandenes Mineral, das auf der ganzen Erde, meist in Geröllen, zu finden ist. Der Stein ist braun, gelblich oder rot. Die Farbe des Eisenkiesels wird häufig von hellen Quarzbändern durchzogen.

Epidot

Der Epidot ist in Deutschland und Österreich zu finden. Er ähnelt dem Turmalin, hat aber eine andere Kristallstruktur.

Der Epidot ist eine Verbindung aus Aluminium, Eisen und Calcium und begeistert sowohl in Kristallgruppen als auch als Einzelkristall. Den durchscheinenden bis durchsichtigen monoklinen Kristall gibt es in Schwarzgrün, Gelbgrün und Blaugrün.

Feuerstein

Wird auch <u>Flint</u> genannt. In der Steinzeit wurden daraus, seiner scharfen Bruchkanten wegen, Geräte und Waffen hergestellt. Am häufigsten findet man ihn an den Kreideküsten, er kommt aber auch sonst fast überall vor. Er ist schwarz bis schwarzgrau oder auch schwarzblau.

Flußspat

Es gibt ihn in verschiedenen Arten, zum Beispiel den gelbbraunen »Honigspat« oder den violettschwarzen »Stinkspat«. Er kommt in den Farben Gelb, Grün, Blau, Braun, Rosa und Lila vor. Er ist ein kubischer, durchscheinender oder durchsichtiger Kristall.

Gips

Er wird auch Selenit genannt und ist ein gesteinsbildendes wie auch selbständiges Mineral, das in den verschiedensten Abarten, zum Beispiel Alabaster, Fasergips, Marienglas (silbrig schimmernd) oder auch als Sandrosen oder Wüstenrosen vorkommt. Die Steine sind weiß, hellrot oder farblos und haben einen schönen Glas- oder Perlmuttglanz. Die verschiedenen Gipsvariationen des Steins findet man nahezu überall auf der Erde.

Glimmer

Diese Gruppe der Mineralien ist durch dünne, oft übereinander geschichtete Plättchen erkennbar. Dazu gehören Katzengold oder Biotitglimmer, Katzensilber oder Muskovit und Lepidokrit oder Rubinglimmer. Glimmer gibt es in den unterschiedlichsten Farben. Gefunden wird er in Österreich, in der Schweiz, in Norwegen, Indien, Amerika, Afrika, Australien und des weiteren auch in den GUS-Staaten.

Granat

Granate gibt es in einer großen Zahl von Varietäten, die sich in Zusammensetzung, spezifischem Gewicht, Härte und Lichtbrechung voneinander unterscheiden. Daraus resultieren die unterschiedlichen Farben der Steine.

Für den Granat gibt es die verschiedensten Bezeichnungen, zum Beispiel den olivgrünen Grossular, den dunkelroten Pyrop oder den smaragdgrünen Uwarorit. Es gibt aber auch gelbe, braune, rotbraune und schwarze Granate. In Deutschland kann man ihn im Spessart, im Erzgebirge und im Harz finden. Im gesamten Alpenraum, aber auch in Skandinavien, Afrika, Australien, Brasilien und Indien kommt der Granat vor.

Hämatit

Er wird auch Roteisenstein oder Blutstein genannt. Er ist stahlgrau oder eisenschwarz (Eisenrosen) und rotbraun (Roter Glaskopf). Der Hämatit hat einen schönen metallischen Glanz und kommt praktisch überall vor.

Hornblende

Ein Mineral der magmatischen Gesteine und der kristallinen Schiefer. Der Stein ist grün, grünbraun oder schwarzgrün. Er ist undurchsichtig und hat einen schönen Glasglanz.

Jaspis

Den Jaspis findet man fast ausschließlich in Klüften und Hohlräumen. Er ist gelb, rot oder bräunlich. Er hat nur matten Glanz und ist undurchsichtig. Der Jaspis ist auf der ganzen Erde verbreitet. Der ägyptische Jaspis wird bei uns <u>Nil-Kiesel</u> genannt.

Blutroter Jaspis wurde häufig als Baustoff verwendet, so zum Beispiel in der Eremitage von Sankt Petersburg.

Karneol

Der Karneol ist eine Variante des zur Quarzgruppe gehörenden <u>Chalcedon.</u> Früher fertigte man aus dem weichen fleischfarbenen oder rotbraunen Stein Gemmen und Kameen (Schmuckstücke mit eingeschnittenen Bildern). Er wird in Indien, Nordafrika, Sibirien und Japan gefunden. In Deutschland kommt er in der Oberpfalz vor.

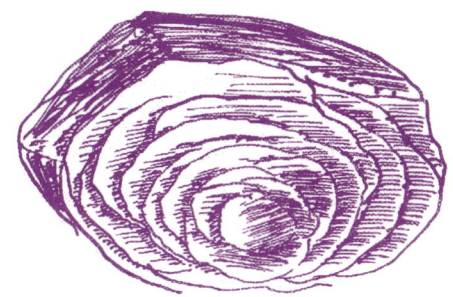

Katzenauge

Das Quarzkatzen-auge zeigt erst seinen schönen grauen Lichtschimmer durch den Cabochonschliff.

Auch Quarzkatzenauge genannt. Es handelt sich um eine Verwachsung von Quarz mit Hornblendenasbest-Fasern. Der gelbgrüne Stein wirkt bei verschieden einfallendem Licht immer wieder anders. Katzenaugen gibt es auch als Abarten des Chrysoberyll, des Saphirs und Turmalins. In Deutschland findet man das Katzenauge im Harz. Sonst kommt er im östlichen Indien, in Südafrika und in einigen GUS-Staaten vor.

Kieselholz

Wird auch Holzstein genannt. Durch einsickernde Kieselsäure wurde Holz zu Stein in ganz unterschiedlicher Färbung und Strukturierung, je nach Holzart. Er kommt weltweit vor, besonders häufig aber in Patagonien.

Kobaltblüte

Die pfirsichblütenrote Farbe der Kobaltblüte wird durch Erhitzen blau.

Auch Erythrin genannt. Es gibt sie in Hellrot, Rosa und Violett. Sie hat einen sanften Glas- oder Perlmuttglanz. Kobaltblüte kommt praktisch auf der ganzen Erde vor.

Kupferkies

Auch als Chalkopyrit bekannt. Besonders schön sind die goldfarbenen Kristalleinschlüsse. Es gibt ihn in Messinggelb, Grünlichgelb und vielfarbig anlaufend. Er kommt weltweit vor, besonders häufig aber in Kanada und Rußland.

Lapislazuli

Auch Blaustein, Lasurit oder Lasurstein genannt. Er ist lasurblau oder dunkelblau, oft mit weißlichen Adern und Flecken. Vorkommen in Afghanistan, Persien, Kalifornien und Chile.

Limonit

Auch <u>Brauneisenerz,</u> <u>Brauneisenstein,</u> <u>Raseneisenstein</u> genannt. Eine Abart ist der <u>»Braune Glaskopf«.</u> Er hat einen sanften Glanz und kann durchscheinend sein. In Deutschland kommt er im Harz und im Siegerland vor, sonst im Ural, in Pakistan, in der Mongolei und in Südamerika.

Magnesit

Auch <u>Magneteisenstein</u> genannt. Er ist tiefschwarz und leicht magnetisch. Magnesit hat einen metallischen Glanz. Er ist praktisch weltweit zu finden.

Magnetkies

Wird auch <u>Magnetopyrit</u> genannt. Der gelbe oder braune Stein ist überwiegend vulkanischer Herkunft und hat einen schönen Metallglanz. Vorkommen in Deutschland im Schwarzwald und im Siegerland, sonst in Norwegen, Finnland, Kanada, Amerika und Südafrika.

Malachit

Auch <u>Weichstein</u> genannt. Der undurchsichtige, lebendig grüne oder grünschwarze Stein hat oft weißliche Einschlüsse, die schöne Streifen oder Ringlinien bilden. Der seidige Glanz macht ihn besonders beliebt. Gefunden wird der Stein in Afrika, Australien, in den GUS-Staaten und in Südamerika.

Der Malachit, ein Kupferkarbonat, wurde früher gerne zu Gebrauchsgegenständen zum Beispiel zu Tischplatten verarbeitet.

Markasit

Er wird leicht mit dem <u>Pyrit</u> verwechselt, da er die gleiche chemische Zusammensetzung hat. Variationen sind der <u>Speerkies</u> und der <u>Kammkies.</u> Er kommt vor in den Farben Gelb, Grüngelb und Graugrün und ist weltweit verbreitet.

Milchquarz

So bezeichnet man den meistverbreiteten Quarz mit weiß-trübem Aussehen durch Einschlüsse von Flüssigkeiten und Gasen. Er ist weltweit verbreitet.

Muskovit

Auch Kaliglimmer oder Katzensilber genannt. Er ist metallisch-silbrig und hat perlmuttähnlichen Glanz. Als Einzelkristall ist er äußerst selten. Man findet ihn in Norwegen, in den GUS-Staaten, in Australien, Afrika und Kanada.

Natrolith

Den gelblichweißen oder roten Natrolith findet man hauptsächlich in den Aushöhlungen von Basalt. Er kann seidig oder glasig glänzen, durchscheinend bis durchsichtig sein. In Deutschland findet man ihn in Thüringen oder Hessen, sonst in Schottland, Norwegen, Afrika und im asiatischen Raum.

Nephrit

Bei den Griechen wurde Nephrit zum Schutz gegen Nierenleiden getragen. Sie nannten das Mineral daher nephros, das heißt Niere.

Er wird auch Beilstein genannt und ist eine Variation des Aktinolith (Strahlstein). Er ist lauchgrün oder graugrün, durchscheinend und von mattem Glanz. In Deutschland findet man ihn im Harz, sonst in Neuseeland, Australien, der Schweiz und in Kanada.

Olivin

Ein olivgrüner, graugrüner, manchmal auch bräunlich grüner Stein. Er ist durchscheinend, gelegentlich auch durchsichtig. In Deutschland kommt er im Siebengebirge, in der Eifel, der Rhön und am Kaiserstuhl vor, sonst findet man ihn in Norwegen, Afrika, Sibirien und Australien.

Opal

Es gibt gelbe, weiße, braune, graue und blaue Opale. Sie haben einen besonders schönen Glanz. Es gibt durchsichtige und undurchsichtige Exemplare. Fundorte liegen im asiatischen Raum, in Amerika, Afrika und Australien.

Der Opal ist kein echter Kristallstein, sondern ein Mineral, das hauptsächlich aus Kieselsäure und Wasser besteht. Daher ist der Opal äußeren Einflüssen gegenüber sehr empfindlich.

Orthoklas

Die Übersetzung des griechischen Namens bedeutet »der gerade Brechende«. Das heißt, er läßt sich sehr leicht glattflächig spalten. Den Orthoklas gibt es in Gelbbraun, Rötlichweiß, Grau und Farblos. Er hat einen glasigen Glanz und ist durchscheinend bis durchsichtig. Der Orthoklas wird besonders häufig in Skandinavien gefunden, aber auch in Australien, Afrika und Südamerika.

Periklin

Eine Variation der Plagioklase (Kalknatronfeldspate). Es gibt ihn in Gelb, Hellbraun und Rötlichgelb. Er kommt sowohl in Amerika als auch in Skandinavien, in Finnland, aber auch in Japan und im asiatischen Raum vor.

Plagioklas

Man findet ihn in den Farben Weißgrau, Gelb, Grün und Rot. Fundorte wie beim Periklin.

Psilomelan

Auch »Schwarzer Glaskopf« genannt, mit blasenähnlichen, kugelähnlichen Einschlüssen. Er ist schwarzbraun oder schwarz. Vorkommen in Deutschland findet man im Raum Gießen und Siegen. Seine weiteren Vorkommen finden sich in Indien, den GUS-Staaten, in Amerika und ferner in Nordafrika.

Pyrit

In der ersten Hälfte unseres Jahrhunderts wurde Pyrit häufig zu Schmuck verarbeitet und als Markasitstein auf den Markt gebracht.

Wird auch <u>Schwefelkies,</u> <u>Eisenkies</u> oder ganz einfach nur <u>Kies</u> genannt. Wegen der schönen Kristallfarben und Kristallformen ist er überaus beliebt. Er kann silbrig, messing- oder goldgelb sein. Er hat einen herrlichen Metallglanz. Der Pyrit ist auf der ganzen Erde verbreitet.

Pyromorphit

Er wird auch als <u>Grünbleierz</u> bezeichnet. Der Pyromorphit ist gelblichgrün, rötlichgelb und seltener weißgrau. Besonders häufig findet man ihn im Ural, aber auch in Amerika, Australien und China.

Pyrop

Ein Mineral der Granatgruppe, das weltweit verbreitet ist. Es ist ein dunkelroter, undurchsichtiger Stein mit sanftem Glanz. In Deutschland kommt er im Spessart und im Harz vor, sonst in Brasilien, Mexiko und Skandinavien.

Quarz

Kristallisierte Kieselsäure mit vielen Unterarten. Die bekanntesten sind: der violette <u>Amethyst,</u> der farblose <u>Bergkristall,</u> der hellgraue und hellblaue <u>Chalcedon</u> mit den vielfarbigen Achaten, der gelbe <u>Citrin,</u> der grüne <u>Heliotrop</u> mit roten Flecken, der gelbe und rote <u>Jaspis,</u> der braunschwarze <u>Morion,</u> der dunkelbraune <u>Rauchquarz,</u> der <u>Rosenquarz</u> und das goldfarbene <u>Tigerauge.</u>

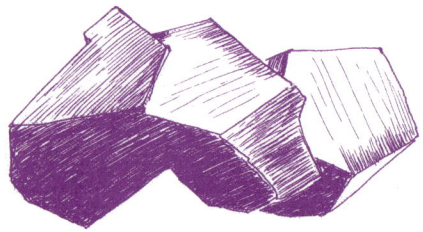

Rauchquarz

Der Rauchquarz ist eine Variante von Quarz und wird oft als <u>Rauchtopas</u> bezeichnet. In der dunkelsten Farbtönung nennt man ihn <u>Morion.</u> Er ist tief dunkelbraun oder rauchiggrau.

Rhodochrosit

Er wird auch <u>Dialogit,</u> <u>Himbeerspat</u> oder <u>Manganspat</u> genannt. Seine Farbe ist rosa, rötlich braun und seltener graubraun. Er ist durchscheinend und hat Glasglanz. Der Rhodochrosit ist praktisch weltweit verbreitet.

Rosenquarz

Der rosarote Stein ist durchscheinend bis durchsichtig und sehr hart. Er kommt in Finnland, Madagaskar, Afrika, Südamerika, im asiatischen Raum und im Ural vor.

Den Namen verdankt der Rosenquarz seiner rosaroten Farbe. Dieses Mineral ist von rissiger Struktur, hitzeempfindlich und meist trüb.

Rubin

Im Orient wird der Rubin poetisch als »Blutstropfen aus dem Herzen der Natur« bezeichnet. Seine Farbtönung ist tiefrot, es gibt ihn aber auch in rosafarbenen oder bläulichen Tönungen. Er ist durchsichtig bis undurchsichtig und hat den Härtegrad 9. Fundorte für den Rubin finden sich in Ceylon, Burma und Thailand, aber auch im Ural und in Australien wird er gefunden.

Der deutsche Name Rubin kommt aus dem Lateinischen und bedeutet »Rot«. Der Rubin ist nach dem Diamanten der härteste Edelstein.

Rutilquarz

Ein Sammelname für Quarzkristalle mit haar- oder nadelförmigen Einlagerungen, auch <u>Venushaar</u> genannt. Am häufigsten findet man diese Einlagerungen bei den klaren Bergkristallen. Die Steine erwecken den optischen Eindruck beim Betrachter, als würden sie goldfarbene Strahlen aussenden. Der Rutilquarz wird besonders häufig in Neuseeland gefunden.

Sandrose, Wüstenrose

Sie entstehen in Wüstengebieten aus sulfathaltigen Lösungen mit deutlich sichtbar eingelagerten Sandkörnern. Die Sand- oder Wüstenrosen werden häufig mit Baryt-Rosen verwechselt. Die Wüstenrosen sind fast immer mausgrau und werden in allen Wüstengebieten gefunden.

Saphir

Der Saphir hat die gleiche Härte wie der Rubin, beide gehören der Korund-Gruppe an.

Der Saphir ist wie der Rubin ein Mineral aus der Korund-Gruppe und gehört zu den wertvollsten Edelsteinen. Es gibt ihn in der Farbe Blau mit Abstufungen nach Hellblau oder Schwarzblau hin. Der Saphir kommt in Ceylon, Thailand, Madagaskar, Amerika, Australien und in China vor.

Scheelit

Wird auch Scheelspat oder Tungstein genannt. Er ist gelb, grau, rot oder bräunlich. In seltenen Fällen findet man auch durchscheinende Exemplare. Er kommt häufig in Bolivien, Nordamerika und Skandinavien vor.

Schörl

Es handelt sich um eine Variation des Turmalin. Er ist tiefschwarz mit strahlenförmigen Einschlüssen. Er glänzt glasig und ist nur ganz selten durchsichtig. Er kommt in den GUS-Staaten und in ganz Amerika, Australien und in China vor.

Serpentin

Der Serpentin ist ein magnesiumhaltiges Mineral, das man als grünen, gelblichgrünen oder schwarzgrünen Stein auffinden kann. Vorkommen gibt es im Ural, in Norwegen, im asiatischen Raum und in Australien.

Siderit

Auch <u>Eisenspat</u> oder <u>Spateisenstein</u> genannt. Er ist gelblich braun, hellgelb oder braunschwarz und hat einen wunderschönen Perlmuttglanz. In Deutschland findet man ihn im Harz, im Siegerland und im Alpenraum, sonst in Grönland, in China, Afrika und in Australien.

Smaragd

Durch Chromoxid wird dieser Stein der Beryllgruppe grün gefärbt. Er kann licht- oder dunkelgrün sein, durchsichtig oder undurchsichtig. Er zählt zu den kostbarsten Edelsteinen. Smaragde findet man in Europa in der Nähe von Salzburg, sonst in Kolumbien, Südafrika, Indien und Amerika.

Um 2000 v. Chr. wurden erstmals in der Nähe des Roten Meeres Smaragde ausgegraben. Sie sollen den Reichtum der Pharaonen begründet haben.

Smithsonit

Auch <u>Aztekenstein</u> genannt. Er ist braun, bräunlich oder grün, hat einen glasigen Glanz und ist durchsichtig oder zumindest durchscheinend. Man findet ihn auf der ganzen Erde.

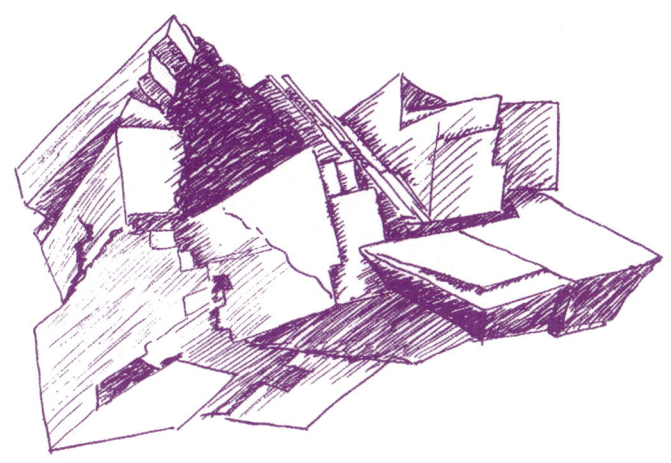

Spessartin

Ein Stein aus der Reihe der Granate. Er kann orangegelb und rotbraun sein und ist durchscheinend bis durchsichtig. Fundorte siehe unter Granat.

Talk

Wird auch <u>Speckstein</u>, <u>Steatit</u> oder <u>Topfstein</u> genannt. Er ist grünlich-weiß, gelbgrün und sehr weich. Er kommt in China, Indien, Kanada und Rumänien vor.

Topas

In früheren Jahrhunderten wurde jeder gelbe Stein – sogar der gelbe Saphir – als Topas bezeichnet.

Der Topas ist weltweit ein geschätzter Schmuckstein. Fachleute sprechen von seinem Pleochroismus, das ist die Mehrfach-Reflexion des Lichtes. Es gibt gelbe, rosa, rote, grüne, blaue, violette und farblose Topase. Er kann durchsichtig und undurchsichtig sein. In Deutschland wird der Topas in Sachsen gefunden, sonst in Irland, Skandinavien, Afrika, Brasilien und Australien.

Türkis

Türkis, der Modestein während des Biedermeiers, hat bis heute seine Beliebtheit als Schmuckstein nicht verloren.

Auch der Türkis ist ein sehr beliebter Schmuckstein. Leider ist er sehr empfindlich gegenüber Seifen, Säuren und Schmutz. Es gibt ihn in Hellblau, Grünblau und er ist oft hellbraun geädert. In Deutschland findet man den Türkis in Sachsen und Thüringen, sonst in Persien, auf der Sinai-Halbinsel, in Süd- und Nordamerika und in Indien.

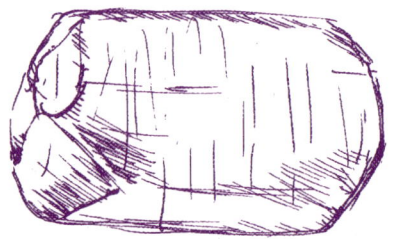

Turmalin

Auch die Turmaline sind eine Mineralgruppe mit vielen Variationen. Die wichtigsten sind der farblose <u>Achroit,</u> der braune <u>Dravit,</u> der grüne bis blaue <u>Indigolith,</u> der rote <u>Rubelith,</u> der schwarze <u>Schörl</u> und der kräftig grüne <u>Verdelith.</u> Typisch für diese Steine ist die ausgeprägte Streifenbildung. Die gesuchten Steine findet man in Ceylon, Madagaskar, Afrika, Kalifornien und Brasilien.

Holländische Kaufleute brachten den Turmalin zu Beginn des 18. Jahrhunderts aus Ceylon nach Europa. »Die Asche anziehend«, so lautet die Übersetzung seines singhalesischen Namens.

Varnadinit

Der Varnadinit ist ein seltener Stein. Er ist gelblich, rot oder rotbraun. Er hat den Glanz der Diamanten und ist durchscheinend bis durchsichtig. Er wird in Afrika, Spanien, Schottland und auch in Amerika gefunden.

Vesuvian

Wird auch <u>Wiluit</u> genannt. Der Stein gehört zu den Mineralien aus dem magmatisch-eruptiven Bereich. Es gibt ihn in Grau, Grün, aber auch in Rosa und Rot. Gefunden wird er in den Gebieten der Vulkane auf aller Welt.

Vivianit

Ein kräftig blauer Kristall von außerordentlicher Schönheit. Sein Glas- oder Perlmuttglanz macht ihn begehrt. Er ist durchscheinend und man findet ihn fast überall auf der Welt.

Wulfenit

Auch <u>Gelbbleierz</u> genannt. Der Stein ist äußerst empfindlich. Die gelben, gelbroten oder orangefarbenen, dünntafeligen Kristalle sind durchscheinend bis durchsichtig. Sie splittern aber besonders leicht. Er kommt in Amerika, Italien und im asiatischen Raum vor.

Zinkblende

Wird auch <u>Sphalerit</u> genannt und hat viele Varianten, zum Beispiel <u>Honigblende,</u> <u>Rubinblende</u> und <u>Schalenblende.</u> Der Stein kann grauschwarz, gelb, rot oder auch farblos sein. Die Steine haben einen harten Diamant- oder Metallglanz. In Deutschland findet man sie im Harz, Siegerland, Schwarzwald und in der Oberpfalz, sonst in den GUS-Staaten, Nord- und Südamerika, Australien und im asiatischen Raum.

Zinnober

Wird auch <u>Cinnabarit</u> oder <u>Merkurblende</u> genannt. Der Stein ist kräftig rot und hat selten Einschlüsse. In Deutschland findet man ihn bevorzugt in Rheinland-Pfalz, sonst in Spanien, Italien, China, Japan und Amerika.

Zirkon

Die Härte des Zirkons ist im Vergleich zum Diamanten wesentlich geringer. Der Zirkon wird aber wegen seiner hohen Lichtbrechung und der daraus resultierenden außergewöhnlichen Brillanz gerne als ein preiswerter Diamantersatz verarbeitet.

Es handelt sich um ein Mineral aus dem magmatischen Bereich. Als Schmuckstein werden die rötlichgelben oder rotbraunen <u>Hyazinthen</u> oder der gelbe oder gebrannt blaue <u>Sartlit</u> verwendet. Die Steine sind durchsichtig bis undurchsichtig und haben einen klaren Glanz. Vornehmlich kommen sie in Ceylon, Indien, Thailand, Madagaskar, Brasilien und Australien vor.

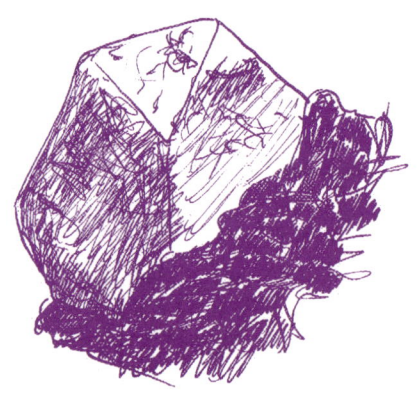

EDELSTEINE UND DIE SIEBEN CHAKREN

DIE ENERGIEZENTREN UND IHRE HARMONISIERUNG MIT FARBEN UND EDELSTEINEN

Kinder bücken sich, sammeln besonders schöne Kiesel, tragen sie tagelang mit sich herum. »Handschmeichler« nennen wir diese Steine, die einen großen individuellen Wert haben. Doch was wir da als Kinder gesammelt hatten, davon haben wir uns als Erwachsene meist längst getrennt. Schade, denn damit ist ein Schlüssel zu einem der Reiche unserer Welt verloren. Drei Reiche kennen wir: das Pflanzenreich, das Tierreich und das Mineralreich. Nur wenn alle drei Systeme im vollkommenen Einklang miteinander sind, wenn alle Schwingungen voll ausgeglichen werden können, sind Psyche und Physis des Menschen im Einklang.

Das Mineralreich und die sieben Chakren

Der moderne Mensch hat aber im Laufe der Jahrhunderte das Mineralreich aus seinem Leben immer mehr ausgeklammert. Zwar achtet man darauf, genug Mineralien in den Lebensmitteln zu haben. Jeder weiß, daß er Eisen, Zink und andere nicht pflanzliche und nicht tierische Stoffe braucht. Aber die Wirkung der Mineralien in ihrer edelsten Form, so wie sie die Natur hervorbringt oder wie sie von Menschenhand durch Schleifen und Polieren noch vollendeter werden, ist ganz ungerechtfertigterweise in Vergessenheit geraten. Das Wissen um die Wirkung der Kristalle und Steine auf die sieben menschlichen Energiezentren ist erst wieder im Zeitalter des Wassermanns in den Mittelpunkt von vielen Betrachtungen gelangt.

Die sieben Chakren (im indischen Sanskrit-Rad) kann man sich wie Radio- oder Fernsehsender und ein Empfangsgerät vorstellen. Die Sender schicken bestimmte Schwingungen, Wellen, in den Äther.

Nur wer sein Empfangsgerät einschaltet, kann diese Schwingungen dann sehen oder hören – obwohl sie auch sonst immer um uns herum vorhanden sind. Und eben diese Schwingungen nehmen Einfluß auf das psychische und physische Wohlbefinden des einzelnen Menschen. Die sieben Energiezentren haben sieben verschiedene Frequenzen, die untereinander Informationen austauschen und vielschichtig differenziert sind.

Über die Drüsen wirken die Schwingungen der Energiezentren auf feinstoffliche bioenergetische Abläufe.

Jedes dieser sieben Chakren hat eine ganz bestimmte Aufgabe, zu der es eine bestimmte Grundschwingung braucht. Diese Schwingungen entsprechen immer denen bestimmter Farben und Mineralien. Ein Chakra kann nicht ohne das andere leben.

Wenn der Kreislauf der sieben Chakren untereinander gestört ist, dann kommt es zu dem, was die modernen Mediziner den Hirntod nennen.

Um die Wirkung der Farben, der Steine und ihrer geheimen Kräfte auf die Chakren zu verstehen, muß man die Aufgaben, die Bedeutung und die Zusammenhänge der verschiedenen Energiezentren kennen.

Erstes Chakra

Auch Muladhara-, Basis-Chakra, Basis- oder Wurzelzentrum genannt. Dieses erste Chakra liegt zwischen dem Steißbein und dem Genitalbereich. Seine Energie hat ihre ganze Auswirkungskraft auf unsere Fortpflanzung und Sexualdrüsen gerichtet. Es erfüllt alle menschlichen Überlebensbedürfnisse. In der physischen Ebene regelt es die körperwichtigen Funktionen von Blutaufbau und Regenerierung des Zellaufbaus.

Das erste Chakra birgt in sich aber auch Gefahren. Da es alle Bedürfnisse der Sexualität steuert, unsere Grundwillensbestimmung davon gesteuert wird, kann das auch leicht zu Abgleitungen führen. Dann gewöhnt sich der Mensch mit falschen, unstimmigen Schwingungen z.B. falsches Essen an, kann jeder Sucht leicht zum Opfer fallen. Die körperlichen Zuordnungen des Basiszentrums sind Anus, Rektum und Dickdarm. Es bestimmt die Drüsenfunktion der Nebenniere.

Das Basiszentrum ist auch sehr erdverbunden. Deshalb werden hier die Wünsche, Gedanken und Bestrebungen des Menschen auf Kinder, Karriere und sichere Zukunft beeinflußt. Diese Schwingungen des ersten Chakras sind sehr dichte Wellen. Sie sind den Schwingungen der Erdkruste sehr ähnlich.

Die zugeordneten Steine: Rubin, Granat, Koralle, roter Jaspis, Blut-jaspis, schwarzer Turmalin, Obsidian, schwarzer Onyx, Rauchquarz, Hämatit und Rhodonit.

Die zugeordnete Farbe: In allen Kulturen ist Rot die Farbe des Lebens, der ansteckenden Vitalität. Rot regt alle Lebenskräfte an. Untersuchungen haben ergeben, daß Pflanzen, die man mit Rotlicht bestrahlt hatte, viermal so schnell wuchsen wie Pflanzen im normalen weißen Licht. Dagegen verzögerte Grün- oder Blaubestrahlung das Wachstum von Pflanzen.

Zweites Chakra

Auch Swadhisthana-, Sakral- oder Milz-Chakra bzw. Kreuzzentrum genannt. Das zweite Chakra regelt den Fluß aller Körpersäfte im Körper. Der geregelte und gleichmäßige Fluß von Lymphe, Blut, Schweiß und Tränen wird von diesem Energiezentrum aus gesteuert. Aber auch die für die Aufnahme der Nahrung und ihre Verdauung erforderlichen Magensäfte werden durch dieses Energiezentrum maßgeblich gesteuert.

Die Säfte haben aber auch starken Einfluß auf die menschliche Aura. Diese wiederum spüren die Menschen, Tiere und Pflanzen unserer Umgebung. Es ist die Motivation für die Verfeinerung der Bewegungen und der Motorik.

Befinden sich die Schwingungen dieses Chakras in Harmonie, dann sind die Bewegungen der Menschen ausgeglichen und zeichnen sich durch tänzerische Eleganz aus.

Die zugeordneten Steine: Karneol, Feueropal, Wulfenit, Zitrin, oranger Jaspis, Beryll.

Die zugeordnete Farbe: Die Symbolfarbe des zweiten Chakras ist Orange. Es ist warm und positiv. Orange, gemischt aus Rot und Gelb, ist die Farbe der Nahrungsaufnahme und des Kreislaufs. Rot steht für die Persönlichkeit und Gelb für die menschliche Intelligenz und Weisheit.

Wenn die Mischung stimmt, dann ist der Mensch fähig, seine geistigen Kräfte zu seinem und zum Nutzen anderer einzusetzen. Doch wenn die Schwingungen dieses Chakras aus dem Gleichgewicht kommen, droht Gefahr. Der Mensch kann verbittert und verhärmt werden. Die Lebenssäfte geraten ins Stocken.

Drittes Chakra

Auch Manipura- und Solarplexus-Chakra oder Nabelzentrum genannt. Auch im westlichen Kulturkreis ist das dritte Chakra oder das Solarplexuszentrum von zentraler Bedeutung. Das beim Autogenen Training wichtige Sonnengeflecht hat eine ganz zentrale Funktion. Da es auf der körperlichen Ebene mit der Bauchspeicheldrüse verbunden ist, funktioniert es als Antrieb und Auslöser, als Manager eines riesigen Chemiekonzerns. Denn von hier aus werden alle Lebensmittel aufgeschlüsselt, die wir zu uns nehmen. Und hier werden ihre Bestandteile in die für den Stoffwechsel nötigen Bahnen geleitet. Hier wird aber nicht nur die chemische Verarbeitung der Nahrungsmittel vorgenommen. Der Solarplexus oder das dritte Chakra ist auch ein Energie-Umspannwerk. Denn die energetischen Schwingungen der Nahrungsaufnahme werden von hier aus in die entsprechenden Energiezentren oder Chakren umgeleitet.

Das dritte Chakra wird oft unterschätzt. Dabei ist es von maßgeblicher Bedeutung auch für das vegetative Nervensystem.

Die dritte und sehr wichtige Aufgabe des dritten Chakras ist die intuitive und wirkliche Einordnung, wie wir selbst auf andere wirken. Über das dritte Chakra wird unser Selbstwertgefühl positiv oder negativ auf- oder abgebaut.

Die zugeordneten Steine: Zitrin, Topas, Apatit, Schwefel, Calcit, Tigerauge, Rutilquarz und der gelbe Turmalin.

Die zugeordnete Farbe: Die Farbe des dritten Chakras ist Gelb, die Farbe der Intelligenz. Seine positiv anregenden Schwingungen wirken sich zum Beispiel auf die Gehirntätigkeit aus. Deshalb ist es ganz besonders wichtig, daß die Schwingungen des Solarplexuszentrums ausgeglichen sind. Unstimmigkeiten können zu Depressionen, Irritationen im gesamten Nervensystem bis zu Lähmungen des Bewegungsapparats führen.

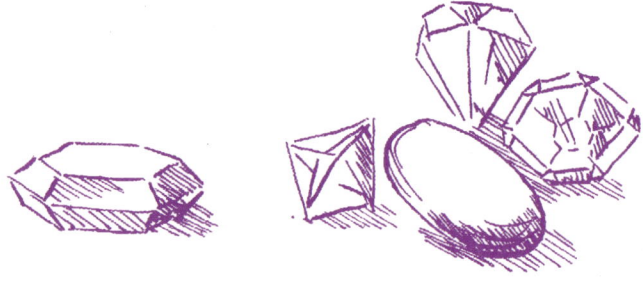

Viertes Chakra

Auch Anahata- oder Herz-Chakra genannt. In der Höhe des Herzens, in der Mitte unserer Brust, liegt das vierte Energiezentrum. Es hat daher Einfluß auf alle Lebensabläufe, die mit der Kraft des Herzens zu tun haben. Da es auch mit der Thymusdrüse zusammenhängt, ist sein Einfluß auf das Immunsystem für den gesunden Organismus unentbehrlich. Um all seine Aufgaben einwandfrei zu erledigen, sind für das Herzzentrum viele aufbauende, regenerierende und umwandelnde Kräfte notwendig. Das vierte Chakra, Zentrum der Liebe und der Harmonie, das Chakra, das uns das Schöne und Ausgeglichene der Natur nachempfinden läßt, zu einem Teil von ihr macht, ist der Auslöser von Heilung und auch Mitempfinden. Doch auch hier kann es zu starken Störungen kommen. Wenn unterdrückte Emotionen und ins Unterbewußtsein verbannte Erlebnisse uns heimlich quälen, gerät das komplizierte Schwingungssystem aller sieben Chakren in ein solches Chaos, daß der Mensch schwer erkrankt. Physische und psychische Schäden können die unbarmherzige Folge sein. Störungen im vierten Chakra müssen immer sehr ernst genommen werden und sollten durch eine Farbtherapie, kombiniert mit Edelsteinen, sofort behandelt werden. Die Erleichterungen, die der Mensch sehr schnell an und in sich verspürt, sind enorm.

Eine andere Besonderheit dieses Chakras ist die Zuordnung von reiner Nächstenliebe, der Art von Liebe, der jede Form von materiellen, sexuellen und egoistischen Wünschen fehlt. Aus dieser Energie erwächst das gesamte spirituelle Weltbild der Menschheit. Jeder Gedanke, jeder Wunsch, jede Meditation, jede Form von Intelligenz bezieht hieraus ihre größte Energie – die Voraussetzung des menschlichen Lebens.

Die zugeordneten Steine: Aventurin, Chrysokoll, Chrysopras, Chrysoberyll, Chrysiolit (auch Peridot oder Olivin genannt), Moosachat, Malachit, Smaragd, Calcit, Turmalin, Jade, rosa Turmalin, Rhodonit, Rhodochrosit, Rosenquarz, Kunzit und die Koralle.

Die zugeordnete Farbe: Die beruhigenden Schwingungen des Grünspektrums sind die Farben des vierten Chakras. Die verschiedenen Grüntöne der Natur sind als ausgleichende Lichtwellen für das Nervensystem das beste Heilmittel. Grün hat in der Mitte der Regenbogenfarben seinen Platz. Daher bezieht es auch seine vermittelnden Schwingungen. Grün spendet neue Lebenskraft und hilft den Energiezentren bei der Regeneration nach Erschöpfungszuständen.

Fünftes Chakra

Auch Visuddha-, Hals- oder Kehl-Chakra bzw. Kommunikationszentrum genannt. Dieses Energiezentrum liegt am Kehlkopf. Körperlich beeinflußt es sehr stark die Funktionen der Schilddrüse und der Nebenschilddrüse. Beide sind von enormer Auswirkung auf unser Wohlbefinden. Ob der Mensch bedrückt, schwunglos und phlegmatisch den Tag verbringt, am liebsten nur unter die Bettdecke kriecht und zu keiner Entscheidung kommt, oder ob er munter, mit viel Schwung, fröhlich und zuversichtlich jedes neue Problem angeht, wird maßgeblich von der Schilddrüse beeinflußt.

Im Bereich des Kehlkopfs, dem Visuddha-Chakra, liegen auch die Stimmbänder. Doch das Chakra beeinflußt nicht nur die Stimme, sondern auch, was und wie wir etwas sagen. Die Entschlossenheit, das Zögern, die Täuschung, Freude und Trauer – alles kann die Stimme preisgeben. Von den Strömungen und Schwingungen des fünften Chakras wird die Ausdrucksweise unserer Sprache bestimmt, die Kraft des gesprochenen Wortes. Besonders empfindlich in diesem Bereich sind Sänger und Schauspieler. Die Schwingungen des Visuddha-Chakras sind bei ihnen sehr stark ausgeprägt, unterliegen aber auch starken Schwankungen.

Die zugeordneten Steine: Chalcedon, Amazonit, Coelestin, Chrysokoll, Türkis, Aquamarin, blauer Edeltopas, Fluorit, Opal, Perle und Mondstein.

Die zugeordnete Farbe: Blau ist die Farbe des Himmels, der Ewigkeit und der Unendlichkeit. Die Schwingungen der Farbe Blau wirken kühlend, beruhigend und heilend. Blau ist die Farbe der Unschuld und das Kehl-Chakra ist das Chakra der Reinheit. Deswegen bewirken alle Blautöne mit ihren verschiedenen Wellenlängen eine ethische Inspiration.

Sechstes Chakra

Auch Ajna- oder Stirn-Chakra, Drittes Auge oder Befehls-Chakra genannt. Eine Fingerbreite oberhalb der Nasenwurzel finden wir die Position des sechsten Chakras. Man nennt dieses Chakra auch das »Dritte Auge«, den Sitz der Intuition. Das Ganze wird wahrgenommen, die Beobachtung der Einzelheiten wird in den Hintergrund gerückt. Es ist das Zentrum des Erfassens. Dem Erkennen der Dinge

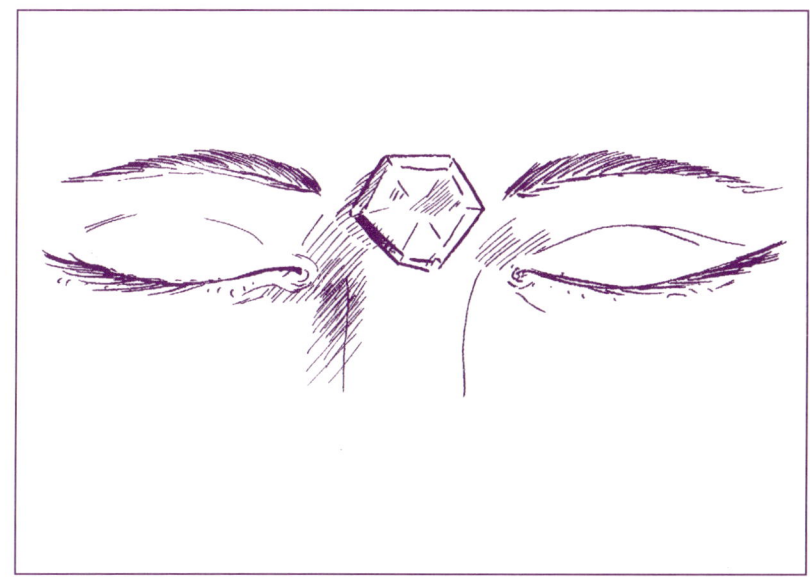

in ihrem Wesen wird mehr Raum gegeben, ohne jede Reflexion. Hier ruht das ursprüngliche Wissen des Gegensatzes von Gut und Böse. Körperlich hat das sechste Chakra direkten Einfluß auf die Hypophyse, die Hirnanhangdrüse. Sie ist das Schaltzentrum aller menschlichen Drüsen. Geraten diese Schwingungen und Strömungen aus dem Gleichgewicht, hat das sofort Auswirkungen auf alle Organe und die Psyche des Menschen. Im schlimmsten Fall kann es zu einem regelrechten Kurzschluß kommen. Die Drüsen steigern ihre Produktion so stark, daß der Organismus das nicht mehr verkraften kann. Es kommt zum Zusammenbruch im unguten Sinne. In seltenen Fällen führt das zu einer Hellsichtigkeit, einem innigen Wiedererkennen der göttlichen Kräfte in der Natur des Menschen.

Die zugeordneten Steine: Sodalith, Azurit, Lapislazuli, Saphir, Fluorit, Falkenauge, Sugilith, Amethyst und Bergkristall.

Die zugeordnete Farbe: Indigo ist die Farbe des Geheimnisvollen und der Mystik. Diese Farbe verbannt das Böse und Unheimliche aus dem Bewußtsein, schafft Raum für freies Denken. Das Unterbewußtsein wird durch Indigo angeregt und kann Welten des längst Vergessenen neu eröffnen. Dadurch kann das Schaltzentrum der Drüsen, falls es sich in einem Ungleichklang befindet, wieder in die richtige Harmonie versetzt werden.

Siebtes Chakra

Auch Sahasrata- oder Kronen-Chakra und Scheitelzentrum oder Tausendblättriger Lotus genannt. Das Kronen-Chakra, auf dem höchsten Punkt des Kopfes, ermöglicht die unmittelbare Kommunikation mit dem Kosmos. Nur hier sind die Grenzen vom Individuum zum Ganzen der Schöpfung zu überschreiten. Wenn dieses Energiezentrum aktiviert wird, kann das zur höchsten Vollendung, zur Weisheit und zum geistigen sowie seelischen Frieden leiten. Körperlich hat das Scheitelzentrum Einfluß auf die Epiphyse (Zirbeldrüse), die an der Unterseite des Stammhirns sitzt. Über die Aufgaben und die Funktion dieser Drüse sind sich die Forscher immer noch nicht ganz einig. Sicher ist nur, daß sie in den Jahren des menschlichen Wachstums für die Körpergröße verantwortlich ist. Da aber auch sie an das »Leitungsnetz der Körpersäfte« angeschlossen ist, ist man überzeugt, daß sie noch bisher unerforschte Funktionen ausübt.

Die zugeordneten Steine: Azurit, Heliodor, Selenit, klarer Quarz, Diamant und Fluorite.

Die zugeordneten Farben: Dieses Chakra hat drei ihm zugeordnete Farben: Violett, Gold und Weiß. Violett ist die Farbe mit den höchsten Schwingungen. Dieses Chakra braucht auch deren Farbkraft, um die Inspiration für künstlerische Verwirklichung zu steuern und es braucht sie für die Wahrnehmungen göttlicher Eingebung, klarsichtiger Weisheit. Weiß ist der kristallklare Intellekt – übrigens war der klare Bergkristall der Stein des heiligen Thomas von Aquin. Gold ist die Farbe des Sternenregens, der Glanz der Sonne, die uns mit ihrem Licht zur Lebenskraft verhilft.

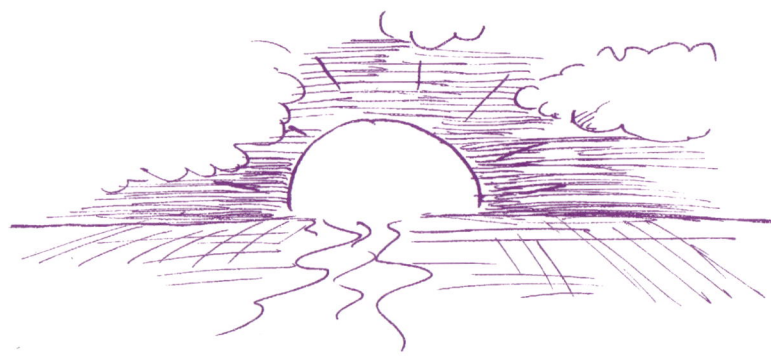

EDELSTEINE IN UNSERER OBHUT

DIE RICHTIGE BEHANDLUNG UND AUFBEWAHRUNG VON STEINEN UND KRISTALLEN

In jedem Stein, in jedem Kristall ist Energie vorhanden. Es ist nur wichtig, daß der Mensch zu seinen Ursprüngen zurückkehrt und die stillen, geheimen Kräfte der Steine wieder zu erkennen lernt. Dazu aber muß man die Kräfte, Schwingungen und Energien der Steine neu erwecken. Sie wollen wie ein neugeborenes Leben mit Liebe, aber auch mit Respekt behandelt werden. So wie wir ihre Schwingungen positiv oder negativ aufnehmen, so saugen sie auch unsere positiven oder negativen Gedanken und Gefühle auf.

Nur durch unsere eigene Haltung, durch unseren Respekt und unsere Zuneigung können die Energiequellen der verschiedenen Mineralien zur vollen Entfaltung kommen. Deswegen bedürfen sie auch unbedingt großer Sorgfalt und Pflege.

Steine und Kristalle lieben Licht und Wasser

Ohne Wasser gibt es kein Leben! Die Kraft des Wassers und seine Heilkräfte kannten schon alle Naturvölker. Aber auch in der modernen Medizin wird die Kraft des Wassers vielseitig genutzt. Das ist nicht erst seit Pfarrer Kneipp so.

Diese Kräfte, die reinigen und die heilen, die Fieber vertreiben und Gifte aus dem Körper spülen, spüren auch die Mineralien. Aber Wasser muß fließen. Stehendes Wasser ist ein Zeichen von Pause, Stillstand und Starre, ohne Weiterentwicklung, ein Zeichen dafür, daß die Energieströme auf niedrigster Frequenz schwingen.

Wie wir die positiven Energien eines Steins in uns aufnehmen, nehmen auch die Steine unsere negativen, zum Teil kranken Schwingungen auf. Diese können sie nur zum Teil in positive Schwingungen umsetzen. Wir müssen ihnen helfen, dieses Übermaß an negativen Strömungen und zerstörerischen Kräften wieder abstrahlen zu können. Deswegen braucht jeder Stein die regenerierende Kraft des Wassers.

Die Medizinmänner der Afrikaner und Indianer, die Schamanen der Asiaten und die Heiler der Naturvölker legten ihre kraftspendenden Steine zur Reinigung und Regeneration mehrere Tage in Bäche und Flüsse. Dafür wurden heilige Orte ausgesucht, die außer den Priestern und Heilern kein Sterblicher betreten durfte. Das Wasser mußte möglichst rein sein, nahe der Quelle. Damit die kostbaren Steine nicht weggespült wurden, schufen einige Kulturen siebartige Gefäße. Andere Priester und Heiler verharrten tagelang in fast tranceartigem Zustand mit den Steinen im Wasser.

Anschließend wurden die Steine mit einem genau vorgeschriebenen Ritual abwechselnd in das Sonnen- oder Mondlicht gelegt. Diese Reinigung und Regeneration der Steine und Kristalle ist uns in der heutigen Zeit kaum möglich. Trotzdem brauchen die Steine auch heute viel Aufmerksamkeit.

Um die Steine zu reinigen, legt man sie drei Stunden unter fließendes Wasser; ist das nicht möglich, legen wir sie in mit Meersalz versetztes Wasser. Bevor man die Steine herausnimmt, sollte man selbst versuchen, so rein wie möglich zu sein. Nehmen Sie die Steine in die hohle Hand, schließen Sie die Augen und versuchen Sie nun, Farbe und Form der Steine nachzuempfinden.

Anschließend werden die Steine mit einem weichen Tuch sorgfältig poliert. Dann werden sie am besten im Freien in die Sonne gelegt. Die reinigende Kraft des Wassers und das helle Licht der Sonne geben den Steinen neue Energie. Die Schwingungen und die Strahlen stärken die Heilkraft der Steine.

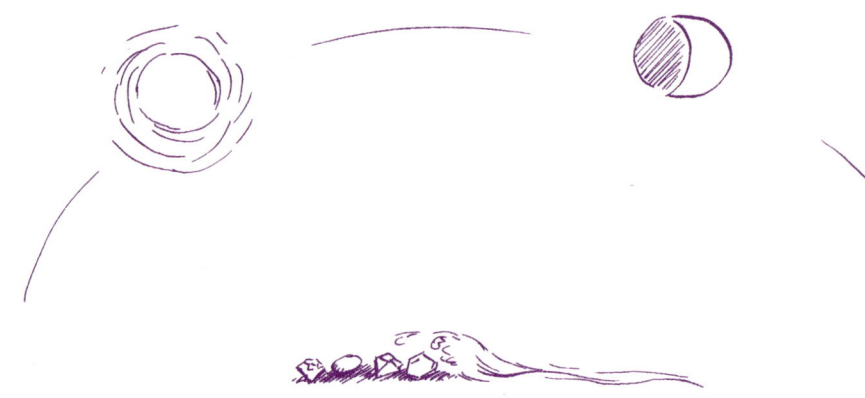

Man kann die Steine auch mit der eigenen Heilenergie aufladen. Dazu nimmt man den Stein in die Hand, schließt die Augen und sendet seine eigene Heilenergie in den Stein. Man stelle sich dabei einen hellen Lichtstrahl vor, der über das Sahasrata- oder Scheitel-Chakra in uns eindringt. Über das Herz-Chakra wird er weitergeleitet in den Arm und in die Hand und endlich in den Stein geführt.

Dabei ist es wichtig, daß man sich nicht eigene Energien entzieht, sondern sie nur aus dem universalen Lichtstrahl des Kosmos entnimmt. Durch diese Behandlung werden Mineralien und Kristalle strahlend und besonders mit guten Schwingungen angereichert.

Die Kunst des Steinauflegens

Der geheimen Kraft der Steine ist es möglich, die Energien der Aura mit Licht und Farbe anzureichern. Die wenigsten Menschen können die Zeichen für physisches Unwohlsein deuten. Die Ursprünge des Unbehagens sind uns selbst nicht bewußt. Auch die moderne Medizin versagt häufig, wenn es festzustellen gilt, was die Beschwerden der Patienten hervorruft. Man spricht dann gern von psychosomatischen Störungen. Dann aber werden meist nur die Symptome behandelt, nicht die Ursachen.

Und die liegen bei den meisten Menschen in der Kindheit. Verletzte Gefühle, Erfahrungen, die man als Kind nicht richtig einordnen konnte, werden unterdrückt, ins Unbewußte verbannt. Aber früher oder später kommt es dann zu Konflikten, die schwere Krankheiten auslösen können. Die Aura des Menschen ist gestört. Die Schwingungen und Farben können nicht mehr durch die getrübte Aura dringen.

Hilfe in psychischer Not

All die nicht gelösten Konflikte, unterdrückten Wünsche und Träume sammeln sich in den Organen an, die dafür besonders empfänglich sind.

Lunge und Herz sammeln alle Sorgen und Leiden in sich, werden schlecht durchblutet, haben wenig Widerstandskraft.

Die Leber reagiert auf Zorn und Ungerechtigkeit. Sie hört auf, alle Gifte und Unreinheiten aus dem Blut zu filtern.

Der Magen ist der Spiegel für die Ängste und geheimen Befürchtungen des Menschen. Wird die psychische Not zu groß, bekommt der eine Mensch Magengeschwüre, der andere wird magersüchtig und der dritte leidet unter Fettsucht.

Mit der Heilkraft der Steine ist es möglich, die Felder der gestörten Ströme aufzudecken und wieder in einen Gleichklang zu bringen.

Die uralte Kultur, durch Steine den Einklang mit dem Kosmos wieder herzustellen, wird gerade im jetzigen Zeitalter des Wassermanns noch an Bedeutung gewinnen. Denn damit ist es möglich, die Aura zu reinigen, den Menschen von seinen inneren Ängsten, Konflikten und Bedrängnissen zu befreien. Der alte Strom der heilenden Quellen von Kraft und Wahrheit, der über Licht und Farben zu uns kommt, kann wieder voll aktiviert werden.

Wenn die falschen Denkweisen, die uns zerstören, überwunden sind, können Farben, Steine und Kristalle uns fähig machen, neue Wege zu gehen. Wir spüren plötzlich die Kraft, eigenständige Entscheidungen zu treffen, lernen Mitgefühl und übertragen unsere aufbauenden Kräfte auch auf unsere Umwelt. Mit der leuchtenden Macht des Lichts und der Farben lernen wir, uns selbst zu lieben. Die Steine und Farben erhöhen die Lichtmenge der Aura und beschleunigen den Energiefluß zwischen den sieben Chakren.

Kräfte für ein sinnvolles Leben erschließen

Wenn man mit Steinen heilt, wird das Licht zu einer steinernen Form, die auf die Nervenzentren wie ein Katalysator wirkt. Die erhöhten Lichtfrequenzen unterdrücken die dunklen Schatten, die unsere Aura durch negative Gedanken, ungelöste Konflikte und unterdrückte Wünsche trüben.

Sinn und Zweck einer Heilung mit Steinen und Farben ist, dem Menschen zu helfen, die physischen, psychischen und spirituellen Kräfte in Harmonie zu bringen. Nur so kann er sich die in ihm ruhenden Wahrheiten und Kräfte für ein sinnvolles Leben erschließen.

Edelsteine, die uns ihre heilende, harmonisierende und aktivierende Kraft übertragen, die uns negative Schwingungen abnehmen, erweisen uns einen unschätzbaren Dienst. Deswegen sollten wir ihnen immer mit Dankbarkeit und Hochachtung begegnen. Nur wenn wir sie achten und mit Sorgfalt und Liebe pflegen, können sie uns Harmonie, Schönheit, Reinheit und Klarheit schenken.

Wenn wir uns einem Wesen – sei es Tier, Stein, Pflanze oder Mitmensch – mit Liebe und Respekt öffnen, wird es uns seine Gaben zur Verfügung stellen.

DIE STEINE – UNSERE HELFER

DIE ANWENDUNG DER STEINE UND IHRE WIRKUNG AUF GEIST UND SEELE

Wenn wir Steine zu unseren Freunden und Helfern werden lassen wollen, müssen wir sie auch wie unsere guten Freunde behandeln. Das gilt nicht nur im Hinblick auf die Reinigung und Pflege, mit denen wir uns eben beschäftigt haben, sondern das gilt vor allem auch für den Umgang mit ihnen. Jeder Stein will von uns anders behandelt, anders angenommen werden – genauso, wie wir auch für jeden unserer Freunde eine andere und eigene Form der Ansprache wählen. Bei zwei Menschen, die sich gut verstehen, spricht man davon, daß sie auf der gleichen Wellenlänge liegen. Und ebenso muß unser Umgang mit den Steinen ihrer Wellenlänge entsprechen. Vieles darüber können wir erfahren, wenn wir uns in Erinnerung rufen, welche Bedeutung der jeweilige Stein in anderen Kulturen hatte und auf welch unterschiedliche Weise man Erfahrungen und Erfolge mit seinen Kräften gesammelt hat.

Die Steine und ihre Anwendungsbereiche

Mit der folgenden Übersicht wollen wir Ihnen helfen, schnell den richtigen Stein bzw. das richtige Mineral für die unterschiedlichsten Anwendungsbereiche zu finden. Deshalb haben wir nicht nur Gesundheitsstörungen aufgeführt, sondern auch Stimmungslagen berücksichtigt.

Außerdem wurde zusammengestellt, welche Körperregionen direkt angesprochen werden können und welche Wirkungen zu erzielen sind. Welche Form der Anwendung bei dem jeweiligen Stein die besten Erfolge bringt, ist von vielen Faktoren abhängig, die nicht in der kurzen Form einer Tabelle erfaßt werden können. Deshalb gehen wir im Anschluß an den Überblick auf Fragen der Anwendung ausführlich bei den einzelnen Steinen ein.

DIE RICHTIGEN STEINE UND MINERALIEN

- *gegen Gesundheitsstörungen*
- *zur Unterstützung der Körperfunktionen*
- *zur Überwindung von Lebenskrisen*

Hilfe bei bzw. gegen	*Wirkung auf Körper und Geist*	*Richtiger Stein*
Aggressionen	abschwächend und friedfertig stimmend	Beryll
Alkoholsucht	appetitanregend, stabilisierend	Amethyst
Allergien	stärkt die Abwehrkräfte und das Immunsystem, besänftigend	Saphir
Altersbeschwerden	fördert Durchblutung und Stoffwechsel, hält die geistige Spannkraft aufrecht	Smaragd
Anämie (Blutarmut)	erhöht die Zahl der roten Blutkörperchen	Eisenkiesel
Angstzustände	tröstend und Zuversicht spendend	Aventurin
Anspannung, Streß	Klärung der Gefühle	Amethyst
Antriebslosigkeit	fördert die Tätigkeit der Drüsen, gibt Schwung und Elan	Karneol
Asthma	fördert das Abschwellen der Bronchien, beruhigend	Bernstein
Augen, ermüdete	erfrischend	Aquamarin, Beryll

Hilfe bei bzw. gegen	Wirkung auf Körper und Geist	Richtiger Stein
Augen, gerötete	läßt Augen wieder klar und strahlend wirken	Lapislazuli, Smaragd
Ausdauerschwäche	stärkend	Achat
Bauchschmerzen	lindert Schmerzen, fördert die Darmtätigkeit	Rubin
Bewußtseins-einschränkung	stärkt die Empfänglichkeit für neue Gedanken	Azurit
Blutarmut	verstärkt die Bildung von roten Blut-körperchen	Eisenkiesel
Bluthochdruck	wirkt senkend, macht gelassen	Granat, Turmalin
Busenerschlaffung	verschönert, stärkt Muskulatur und Gewebe	Azurit
Darmerkrankungen	ausgleichend, Bakterien tötend, besänftigend	Bergkristall
Depressionen	macht ausgeglichen und zuversichtlich	Onyx, Rauch-quarz, Rubin
Diabetes	stabilisiert die Insulin-Produktion, gibt seelische Zufriedenheit	Zitrin
Diphterie	läßt Schwellungen zurückgehen	Aquamarin
Drüsenkrankheiten	abschwächend und lindernd	Bergkristall

Hilfe bei bzw. gegen	Wirkung auf Körper und Geist	Richtiger Stein
Durchfall	stopft, beruhigt die Darmtätigkeit, reinigt den Geist	Bergkristall
Eisenmangel	verbessert die Nahrungsverwertung, steigert die Stoffwechsel-Tätigkeit	Hämatit
Entschlackung	reinigt die Haut, verstärkt Wohlbefinden, Selbstvertrauen und Zuversicht	Amethyst
Entschlackungskur	reinigt das Blut und klärt die Haut, steigert das Durchhaltevermögen	Jaspis
Enttäuschungen	wirkt tröstend, schenkt Gelassenheit und hilft, verzeihen zu können	Aventurin
Entwässerung	fördert die Nierentätigkeit	Jade
Epilepsie	beruhigend, stabilisierend	Achat
Erkältung	läßt Schleimhäute abschwellen, stärkt die Immunkräfte	Tigerauge
Erschöpfung	wirkt aufbauend, gibt neue geistige Energie	Pyrit
Fieber	senkend	Chrysokoll
Frieren	fördert die Kreislauftätigkeit, weckt die Lebensgeister	Jaspis
Frigidität	wirkt gegen Blockaden im Lymphsytem, wirkt entspannend, weckt die Begierde	Granat, Rubin

Hilfe bei bzw. gegen	Wirkung auf Körper und Geist	Richtiger Stein
Frühgeburten	wirkt blutdrucksenkend, harmonisiert die Atmung, wirkt beruhigend	Chrysokoll, Achat
Geburten	wirkt entspannend während der Wehen, gibt Vertrauen und Zuversicht	Chrysokoll
Geschlechts- organe	stärkend, befreiend	Achat
Geschmacks- störungen	sensibilisiert die Nerven, wirkt aus- gleichend	Topas
Gicht	wirkt schmerzstillend	Chrysopras
Gleichgewichts- störungen	aktiviert das vegetative Nervensystem, verstärkt das Harmoniegefühl	Turmalin
Glücklosigkeit	stärkt Vertrauensgefühle und Zuversicht	Achat
Haut (entzündliche Stellen)	wirkt heilend	Malachit
Haut (gerötete Stellen)	wirkt ausgleichend	Achat
Haut (rauhe Stellen)	wirkt glättend, macht selbstsicherer	Achat
Hautleiden (allgemein)	hat eine beruhigende, entspannende Wirkung, lindert Juckreiz und löst seelische Blockaden	Aquamarin
Heimweh	verbindet den Menschen mit seinen Ursprüngen, läßt ihn das Fremde neu erfahren, nimmt Angstgefühle	Tigerauge

Hilfe bei bzw. gegen	Wirkung auf Körper und Geist	Richtiger Stein
Herzrhythmus-störungen	fördert Ruhe und Gleichmäßigkeit, wirkt beruhigend	Aventurin
Herzstörungen	wirkt ausgleichend und beruhigend	Rosenquarz
Hirnverletzungen	aktiviert die Hirnströme, gibt Ruhe, stärkt die Willenskraft	Fluorit
Husten	erleichternde und schleimlösende Wirkung	Bernstein
Immunsystem	wirkt aufbauend	Bernstein
Impotenz	fördert die Durchblutung und die Hormon-produktion, weckt die Begierde	Rubin
Insektenstiche	entzündungshemmend, lindert den Juckreiz	Achat
Intelligenz	fördert die Durchblutung des Gehirns, stärkt die Konzentrationsfähigkeit	Saphir
Intrigen	schützt vor falscher Nachrede und falschen Freunden	Granat
Juckreiz	beruhigt die Haut, wirkt entspannend, beruhigt bei Nervosität	Malachit, Azurit, Peridot
Kältegefühle	unterstützt die Kreislauftätigkeit	Jaspis
Koma-Patienten	aktiviert den Energiefluß im Körper, stärkt den geschwächten Willen, beruhigt	Fluorit

Hilfe bei bzw. gegen	Wirkung auf Körper und Geist	Richtiger Stein
Kontaktschwäche	wirkt befreiend	Chalcedon
Konzentrations-fähigkeit	fördert die Durchblutung des Gehirns, macht weitsichtig und wach, selteneres Abschweifen	Azurit
Kopfschmerzen	wirkt lindernd, gibt Gelassenheit	Rubin
Kreislauf-beschwerden	sorgt für eine Harmonisierung, weckt das Bewußtsein für den Kreislauf aller Körpersäfte	Granat
Kunstempfinden	sensibilisiert die Sinne	Malachit
Leberschwäche	verbessert den Stoffwechsel	Karneol
Lispeln	ändert falsche Zungenführung, löst Hemmungen	Türkis
Lungeninfektionen	stärkt die Abwehrkräfte, löst die Verschleimung	Tigerauge
Lymphstauungen	fördert den Lymphfluß, stärkt die Ausgeglichenheit	Mondstein
Männlichkeit	fördert den Ausstoß männlicher Hormone, steigert Mut, Tapferkeit und Einsatzwillen	Mondstein
Masern	senkt das Fieber, stärkt die Abwehrkräfte und gibt Geduld	Topas
Meditation	erweitert das Wissen, läßt Unterbewußtes deutlich hervortreten	Fluorit

Hilfe bei bzw. gegen	Wirkung auf Körper und Geist	Richtiger Stein
Migräne	wirkt schmerzlindernd und krampflösend, schenkt Ruhe	Rubin
Multiple Sklerose	verzögert neue Krankheitsschübe, lindert Schmerzen, verstärkt die Zukunftssicherheit	Lapislazuli, Rosenquarz
Mumps	läßt Schwellungen zurückgehen	Topas
Musikverständnis	schärft die Sinne und das Wahrnehmungsvermögen	Malachit
Nackenschmerzen	lindert und entspannt	Aquamarin
Narben	hilft beim glatten Verheilen und wirkt gegen Schwellungen	Calcit
Naturbewußtsein	schärft die Sinne und öffnet die Augen für die Schönheiten der Welt	Aquamarin
Niedergeschlagenheit	läßt den Schleier der Vergänglichkeit vor den Augen verschwinden, macht zuversichtlich und fröhlich	Onyx
Nierensteine	hilft bei der Vorbeugung	Jade
Ohrenschmerzen	wirkt lindernd und entspannend	Jaspis
Prellungen	wirkt abschwellend	Rosenquarz
Problemlösungen	erweitert den geistigen Horizont	Azurit

Hilfe bei bzw. gegen	Wirkung auf Körper und Geist	Richtiger Stein
Raucherentwöhnung	stillt den Wunsch nach Ersatzbefriedigungen wie z.B. Süßigkeiten, wirkt beruhigend und stärkt den Willen	Diamant, Onyx
Rheuma	lindert Schmerzen, fördert den Bewegungsdrang	Karneol
Rückenschmerzen	lockert die Muskulatur, löst Verspannungen	Aquamarin
Rücksichtslosigkeit	wirkt aufbauend, schärft das Bewußtsein für die Gefühle anderer	Achat
Schlaflosigkeit	fördert die Entspannung und schenkt gute Träume	Amethyst
Schüchternheit	stärkt das Selbstwertgefühl und weckt den Mut	Eisenkiesel
Schwächezustände	fördert die Durchblutung, weckt neue Energien, wirkt gegen Teilnahmslosigkeit	Moosachat
Schwangerschaft	schenkt Ruhe und verstärkt die Zuversicht	Achat
Sehnenscheidenentzündung	beeinflußt das Gewebe, fördert die Heilung	Jaspis
Sehschwäche	stärkt die Augenmuskulatur, baut Nervenkräfte auf	Bergkristall, Onyx
Selbstachtung	stärkt das Ich-Gefühl, wirkt aufbauend	Amethyst
Selbstvertrauen	fördert das Eigenverständnis, macht Mut und gibt Zuversicht	Lapislazuli

Hilfe bei bzw. gegen	Wirkung auf Körper und Geist	Richtiger Stein
Sexualität	stärkend, fördert die gebende Liebe	Granat
Sozialverhalten	stärkt Mitgefühl und Verantwortung für die Gemeinschaft	Fluorit
Spirituelle Fähigkeiten	sensibilisiert geheime Kräfte	Amethyst
Sprachvermögen	stärkt die Konzentrationsfähigkeit, läßt frei und fließend sprechen	Chalcedon
Stimme	lockert die Stimmbänder und stärkt das Selbstvertrauen	Chalcedon
Stottern	löst Angstgefühle und Verkrampfungen	Chalcedon, Türkis
Streß	beruhigt die Atmung, vergrößert den Langmut, fördert die Entspannungsfähigkeit	Amethyst
Trauer	spendet Trost und Zuversicht, schenkt neue Kraft	Chrysopras
Trübsinn	löst Beklemmungen, verstärkt die Zuversicht	Bernstein
Übelkeit	fördert die Produktion der Magensäfte, verhindert Völlegefühle	Jaspis
Überaktivität	steuert die elektrischen Ströme des Gehirns und wirkt dort ausgleichend, beruhigt	Soldalith
Überforderung	wirkt beruhigend und ausgleichend	Calcit

Hilfe bei bzw. gegen	Wirkung auf Körper und Geist	Richtiger Stein
Umweltbewußtsein	fördert das Verständnis für die Natur, stärkt die Einsichtsfähigkeit	Moosachat
Unentschlossenheit	schärft das Empfinden für unterdrückte Wünsche	Opal
Verdauungs-beschwerden	fördert die Magen- und Darmtätigkeit, wirkt krampflösend	Chrysokoll, Opal
Vergiftung	hat reinigende und entgiftende Wirkung	Beryll
Verkalkung	reguliert den Mineralstoffwechsel	Calcit
Wachstumsstörungen	unterstützt die Zirbeldrüse, schenkt Selbstvertrauen und Zuversicht	Azurit, Mondstein
Wechseljahr-Beschwerden	verhindert oder reduziert Hitzewallungen, gleicht psychische Schwankungen aus, vergrößert Selbstvertrauen	Diamant
Weiblichkeit	fördert den Ausstoß weiblicher Hormone, unterstützt Sanftmut und Mütterlichkeit	Mondstein
Wetterfühligkeit	stabilisiert den Stoffwechsel, gleicht zu hohen oder zu niedrigen Blutdruck aus	Onyx
Wintermüdigkeit	fördert die Durchblutung und erhöht die Stoff-wechseltätigkeit	Topas
Wundheilung	fördert den Zellaufbau, stärkt den Wunsch nach Genesung	Hämatit
Zahnschmerzen	läßt Schwellungen abklingen und hilft bei der Heilung von Entzündungen	Aquamarin

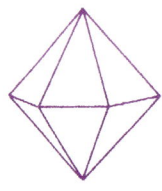

Der Achat

Schon 3000 Jahre vor Christus schätzten die Sumerer den Achat als klassischen Heilstein und Glücksbringer. Im klassischen Rom war es nur den Patrizierfamilien erlaubt, Achatschmuck zu tragen. Nach der Schlacht von Cannae wurde dem gefallenen Truppenführer der kostbare Achatschmuck abgenommen und als größte Siegestrophäe nach Karthago gebracht.

Der Achat ist der Stein mit den herrlichsten Erdfarben. Wüstensand und schwerer Boden, graue Felsen, perlmuttschimmernd wie das ruhige Meer, wolkig wie der nordische Himmel – der Achat ist der Stein der Erde.

Mit den Schwingungen der Erde verbindet uns der sanfte und kräftige Achat. Er verleiht dem Menschen die Fähigkeit, seine Selbstachtung zu bewahren, läßt ihn der Natur nahe sein und hilft ihm dabei, sich selbst immer treu zu bleiben.

Der Achat läßt den Menschen an seinen eigenen Körper denken und lehrt ihn, darauf Rücksicht zu nehmen.

Besondere Kräfte haben Achate mit kristallinem Einschluß. Sie schützen werdendes Leben in weitem Sinn – ob es nun ein Kind ist, das ausgetragen wird, oder eine künstlerische Idee, die heranreift.

In der Steinheilkunde – der Lithotherapie – findet der Achat Anwendung bei Hautleiden. Auf rauhe Hautstellen, entzündliche Rötungen, Insektenstiche legt man eine von bräunlichen Tönungen bestimmte Achatscheibe.

Der Achat dient aber auch zur Stärkung der Geschlechtsorgane. Besonders wertvoll ist er auch für schwangere Frauen. Denn der Achat schützt das werdende Leben. Er gibt Vertrauen in die Zukunft. Er beruhigt sie und läßt Ängste und Zweifel nichtig werden.

Der Achat soll auf der bloßen Haut getragen werden, damit er sich erwärmt. Nur auf diese Weise kann er seine Schwingungen voll zur Entfaltung bringen.

Die heilige Hildegard von Bingen empfiehlt Menschen, die an Epilepsie leiden, und Mondsüchtigen, kurze Zeit einen Achat in jedes Getränk zu legen, bevor sie es zu sich nehmen.

Dadurch werden die Leiden gelindert, die Schwingungen der Energiezentren wieder in Harmonie gebracht – das göttliche Gleichgewicht der Schöpfung zwischen Geist, Materie und Natur ist wieder hergestellt.

Der Amethyst

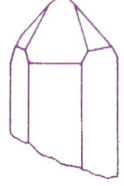

Der violette Amethyst birgt das Rot des Feuers und des Lebens in sich und das Blau der Ruhe und des reinen Geistes. Violett verbindet Himmel und Erde, Mann und Frau, Plus und Minus, ist die Farbe der Gegensätze. Besonders der Amethyst ist geeignet, das Verständnis für spirituelle Erfahrungen zu erweitern. Er weckt im Menschen die verborgenen höheren Kräfte. Heiler und Seher nützen ihn zur Unterstützung ihrer Fähigkeiten.

Vertrauen Sie sich dem Amethysten an, beichten Sie ihm wie einem verschlüsselten Tagebuch all Ihre geheimen Wünsche, Träume, aber auch die kleinen Sünden und Fehler. Der Amethyst gibt Ihnen dann die Kraft, Ihr ganz eigenes Wesen zu akzeptieren und im Gleichklang mit sich selbst zu leben. Nur wer im Gleichklang mit sich lebt, ermöglicht auch den gleichmäßigen Fluß der Energien und Körpersäfte zwischen den sieben Chakren.

In der Heilkunde lindert der Amethyst alle Krankheiten und jedes Unwohlbefinden, also alle Belastungen, die durch große Anspannung, zuviel Streß und verdrängte Emotionen entstehen.

Bei Schlaflosigkeit legt man den Amethyst unter das Kopfkissen. Er sorgt für einen erholsamen Schlaf, und seine Schwingungen lassen nur gute Träume zu, die auch im Leben irgendwann eine Gestalt annehmen können.

Weil der Amethyst beruhigende Wirkung durch seinen Blauanteil hat, wirkt er auch bei nervösen Hautleiden, Kopfschmerzen und Migräne. Dazu streicht man mit dem violetten Kristall über die Schläfen, legt den Stein mehrere Minuten auf die Nasenwurzel, schließt die Augen und versucht nur an die Farbe Violett zu denken. Vor den geschlossenen Augen entstehen phantastische violette Wolkengebilde, die alle quälenden Schmerzen vergessen lassen.

Im ausgehenden Mittelalter verwendete man gemahlenen Amethyst als Arznei. Papst Clemens VII. soll während seiner Krankheit im Jahre 1534 gemahlene Amethyste von großem Wert als Medizin zu sich genommen haben.

Heute weiß man von der guten Wirkung gemahlener Amethyste auf die Haut. Pflegende Kosmetika mit Amethystpulver sorgen nach kurzer Anwendungszeit für schöne, reine Haut.

Um den Körper von unreinen Stoffen zu entschlacken, ist es wirksam, jeden Tag Amethyst-Wasser in kleinen Schlucken zu trinken.

Der Stein wird dafür in möglichst klares Quellwasser gelegt. Dann stellt man das Gefäß mit dem gewässerten Stein eine Stunde in die Morgensonne. Diesen Trunk nahmen die Römer und Griechen zu sich, bevor sie zu einem Gelage gingen. Der Amethyst bewahrt vor Trunksucht und Abhängigkeiten.

Gute Ergebnisse erzielte die in Amerika lebende indische Ärztin Sayunia Ghardivira, die sich ganz der Lithotherapie verschrieben hat. Sie wandte die fast vergessene Amethyst-Therapie bei alkoholabhängigen Patienten an. Sie legte den Abhängigen jeden Tag dreimal täglich einen besonders schön geschliffenen Amethyst auf den Bauchnabel. Bei 31,5 Prozent der Patienten, die schon vorher andere Therapien versucht hatten, um von der Sucht loszukommen, hatte sie im Einklang mit der Kristall-Meditation Erfolg. Nach weniger als drei Monaten gaben die Patienten an, überhaupt keinen Wunsch mehr nach der Droge Alkohol zu verspüren.

Der Aquamarin

Lichtblau, die Farbe eines Sommerhimmels, die Farbe eines klaren Bergbachs – der Aquamarin macht das Herz und die Seele weit für die Schönheit der Natur. Wer einen Weg zu seiner inneren, kindlichen Seele finden möchte, begibt sich auf die Reise ins Unbewußte, indem er einen Aquamarin nimmt und ihn in der Sonne in voller Schönheit erstrahlen läßt. Der Aquamarin entfaltet seine besten Heilkräfte im Freien. Nur das Zusammenspiel der Elemente Luft, Wasser, Licht und Erde läßt seine Schwingungen voll zur Entfaltung kommen.

Der Aquamarin sollte nie unter der Kleidung getragen werden, er darf nicht in dunklen Tresoren verschlossen werden und in finsteren Kammern vor sich hin kümmern. Dann wird er sehr schnell stumpf und glanzlos.

Besonders der Aquamarin verlangt die häufige Reinigung durch die Kraft des fließenden Wassers. Wenn wir ihm diese Sorgfalt zugestehen, kann er uns den Weg freimachen für das Gute und Schöne, das in jedem Menschen vorhanden ist. Mit dieser Erkenntnis sind Sorgen und Nöte einfacher zu bewältigen. Die Zuversicht gibt Kraft und Stärke, um mit den Schwierigkeiten des Alltags zurecht zu kommen.

Auch in der Heilkunde weiß man die Schwingungen des Aquamarin zu schätzen. Er beeinflußt stark das fünfte Chakra, das Kehl- oder

Visuddha-Chakra. Das beginnt bei der Heilung entzündlicher Zahnbeschwerden. Man nehme nur wenige Minuten einen Aquamarin in den Mund, schon beginnen die Schwellungen und damit die Schmerzen zurückzugehen.

Da der Stein aber bei dieser Behandlung besonders viel negative Schwingungen aus dem Körper aufnehmen muß, sollte er danach jedesmal einer langen Reinigungsphase unterzogen werden. Sonst ist der Kristall überfordert, er wird blaß und trübe.

Bei Verspannungen im Nacken- und Rückenbereich ist es wirksam, einen Aquamarin an einer Kette um den Hals zu tragen. Die Kette sollte aber aus einem möglichst reinen Material sein. Legierungen aus Gold oder Silber sind nicht vorteilhaft. Zu empfehlen sind dagegen ein Faden aus Wolle oder ein Lederband.

Müde und überanstrengte Augen werden wieder glanzvoll und der Blick wieder klar, wenn man auf die geschlossenen Augenlider einen kleinen Aquamarin legt.

Wie beim Amethyst hat sich Aquamarin-Wasser als wirksam bei Hautleiden gezeigt. Besonders bei einem Sonnenbrand ist es zu empfehlen, kühlende Waschungen mit Aquamarin-Wasser vorzunehmen.

Der Aventurin oder Chrysoquarz

Kein anderer Stein kann uns so empfindlich für die feinen Schwingungen und Strömungen der Natur machen wie der Aventurin. Seine grüne Farbe erinnert je nach Intensität an üppiges Wachstum, an sanfte Moospolster oder an schattige Wälder.

Besonders das Herz- oder Anahata-Chakra ist für diese Schwingungen empfänglich. Wer unter Liebeskummer und Enttäuschung schwer leidet, sollte einen Aventurin auf das Chakra legen. Am besten kann er seine beruhigende und tröstende Wirkung entfalten, wenn er sich vorher im warmen Sonnenlicht aufladen konnte. Dann sind die Kräfte, die dem Herzen wieder Zuversicht und Gleichmut geben, am stärksten.

Die starke Verbindung des Chrysoquarz zur Natur ist besonders für Pflanzenliebhaber und Gärtner von großer Bedeutung. Seit es wissenschaftlich bewiesen ist, daß Pflanzen auf Stimmen und Musik reagieren, haben Untersuchungen ergeben, daß Gärtner, die einen Aventurin bei sich trugen, besonders gute Ergebnisse bei der Ernte erzielten.

In der Lithotherapie wird der Aventurin besonders bei psychologischen Störungen empfohlen. Ungelöste seelische Probleme, traumatische Erlebnisse können mit Hilfe des Aventurin zur Lösung gebracht werden.

Bei Herzrhythmusstörungen sowie Angstzuständen durch Atembeschwerden ist es zu empfehlen, einen trommelförmig geschliffenen Aventurin in der linken Hand zu halten. Wer dies mehrmals täglich für wenige Minuten macht, wird bald Linderung und Erleichterung empfinden.

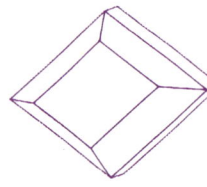

Der Azurit

Der tiefblaue Azurit mit seinen hellen, leichten Schwingungen ist die beste Verbindung zu allen geistigen Ideen und Vorstellungen, die dieser Kosmos unbemerkt in sich birgt. Der Azurit hat seine höchste Wirkung auf das Scheitel- oder Kronen-Chakra. Er fördert die Bewußtseinserweiterung, aber auch die Konzentration. Besonders Schriftsteller und Journalisten haben hervorragende Erfahrungen gemacht, wenn sie einen Azurit, besonders in Form eines quergespaltenen Kristalls, auf dem Schreibtisch liegen hatten.

Die schöne sternförmige Anordnung der Kristalle läßt alle Kräfte gebündelt auf das anstehende Thema wirken, es von allen Seiten beleuchten. Der Azurit war einer der Lieblingssteine des heiligen Thomas von Aquin. Seine Schriften erwecken noch heute die Bewunderung der Philosophen, weil sie in ihrer klaren Sprache und Einfachheit die schwierigsten Probleme zu lösen oder klarzustellen vermögen.

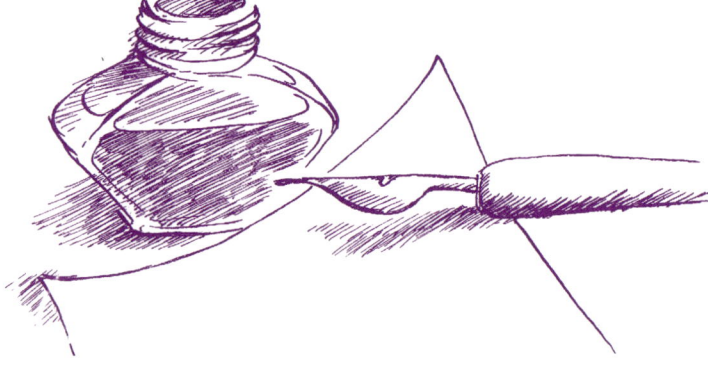

Der Azurit beschwingt mit seinen Strömungen auch die Zirbeldrüse. Wenn dieses Schaltzentrum des menschlichen Drüsensystems durch Überlastung oder Fehlschaltungen in Unordnung kommt, wird der Mensch aus dem Gleichgewicht geworfen. Um die Harmonie wieder herzustellen, ist es zu empfehlen, einen Azurit kurze Zeit auf das Scheitel-Chakra zu legen. Schließen Sie dabei die Augen, denken Sie nur an das tiefe Blau des Nachthimmels und lassen Sie diesen beruhigenden Einfluß auf sich einwirken. Nach nur wenigen Minuten werden Sie feststellen, daß die geistigen Probleme, die Ihnen vorher fast unlösbar schienen, mit weniger Anstrengung zu klären sind, als Sie dachten.

Auch bei Wachstumsstörungen von kleinen Kindern empfehlen die indischen Heiler, dem Kind einen Azurit unter die Babyhaube auf das Scheitel-Chakra zu legen. »So werden die Knaben groß und kräftig, die Mädchen besonders schön, mit üppigen Rundungen an den richtigen Stellen«, heißt es in alten Schriften.

Der Bergkristall

Kein anderer Stein lädt die menschlichen Lebensenergien so gut wieder auf, wie der Bergkristall es zu tun vermag. Der reine Strahl seines Lichts enthält alle Regenbogenfarben und ist damit dem universalen Kosmos besonders nah.

Die Reinheit und Kraft verströmt dieser Stein so überschwenglich, daß auch weniger für die Schwingungen und Strömungen der Kristalle sensibilisierte Menschen seine Wirkung spüren. In alten Zeiten hatte der Bergkristall große Bedeutung als Grabbeigabe. Seine Unvergänglichkeit, sein Widerstand gegen alle Unbillen der Witterung macht ihn zum Symbol des Unvergänglichen und des Ewigen. Wie die ewige Energie unserer geistigen und emotionalen Energien spiegelt er den Wunsch, etwas Unverwechselbares zu hinterlassen.

Auch der Bergkristall nimmt die Schwingungen seiner Umwelt besonders stark auf. Damit befreit er uns zwar von negativen Einflüssen, aber irgendwann ist seine Kraft erschöpft, wenn er nicht regelmäßig neu aktiviert wird. Dazu ist es sehr gut zu wissen, welchen negativen Einflüssen der Kristall ausgesetzt war. Sind sie dunkel und schwer, sollte man ihn in Meersalz legen, anschließend unter fließendem Wasser abspülen und dann mehrere Stunden in die Sonne legen. Waren die Einflüsse verwirrender Natur, von Streit und Unsicherheit oder wilden Phantasien bestimmt, dann bekommt ihm ein langes Bad unter fließendem Wasser und ein aufbauendes Ruhen im kühlen Mondlicht. Wird der Stein nicht aktiviert, verliert er seine Kraft, ja er kann sogar anfangen, die zuviel aufgenommenen negativen Kräfte auf uns zu übertragen. Dann geraten die Schwingungen und Energieflüsse der Zentren schnell durcheinander. Der Mensch kann ernsthaft erkranken. Nach Untersuchungen und Fotografien der Aura konnte man feststellen, daß kein anderer Stein so sehr die getrübte Aura eines gestörten Harmoniesystems des Menschen wiederherstellen kann wie der Bergkristall.

Die reinigende Wirkung des Bergkristalls ist besonders schnell bei Darmerkrankungen festzustellen. Dazu ist es nötig, mehrmals am Tag Bergkristall-Wasser in kleinen Schlucken zu trinken. Man lege einen Bergkristall in einen Glaskrug mit reinem Wasser. Wenn möglich, stelle man diesen in einer Vollmondnacht in das helle Licht des Planeten. Das kühle Licht verleiht dem Stein neutralisierende Kräfte.

Hildegard von Bingen empfiehlt den Bergkristall bei Drüsenerkrankungen und Sehschwäche. Dazu legt man einen erwärmten Bergkristall auf die geschwollenen Drüsen oder auf die schwachen Augen.

Der Bernstein

Der Bernstein ist eine Besonderheit unter den heilenden Steinen. Anders als alle anderen Steine ist er organischen Ursprungs. Er entstand aus dem Harz von Bäumen, die vor rund 40 bis 50 Millionen Jahren auf unserer Erde wuchsen.

Der Bernstein birgt in sich das Sonnenlicht, das vor Millionen von Jahren den Bäumen die Kraft und Stärke zum Wachsen gab. Diese Energie steckt noch immer in ihm. Man muß sie nur wieder erwecken.

Im Mittelalter benutzte man den sanften Bernstein, um die bösen Geister zu vertreiben. Dazu wurde er gemahlen und dann in Räuchergefäßen, versetzt mit duftenden Kräutern, den Flammen übergeben.

Das sonnige Innenleben des Bernsteins verhilft aber auch trüb gestimmten Menschen zu einer neuen Sicht der Welt. Sie werden neue Zuversicht erlangen, wenn sie die Strahlen der Sonne eine Weile durch das sanfte Licht des Bernsteins betrachten. In der Heilkunde unterstützt der Bernstein die menschlichen Immunkräfte. Ein durch Krankheit oder Streß geschwächter Körper wird durch die harmonisierenden Strahlen des Steins die Energiezentren zu erhöhten Anstrengungen anregen.

Seine schmerzstillende Wirkung nutzt man auch heute noch, wenn man zahnenden Säuglingen einen Beißring aus Bernstein gibt. Auch seine unterstützende Wirkung bei Asthma, Bronchitis und schwerem Husten ist schon seit altersher bekannt. Am besten trägt man dann den organischen Stein mit all seiner Energie an einer Kette um den Hals. Sie sollte aber nicht zu kurz sein, so daß die Bronchien im ständigen Kontakt zu dem Stein sind.

Ein Aufguß aus Zwiebel und Fenchel, in den man ein paar Stunden einen hellgelben Bernstein legt, hilft, wenn man ihn mehrmals täglich sehr heiß trinkt.

Der Beryll

Eigentlich ist Beryll ein Sammelbegriff für die verschiedenen Beryllium-Aluminium-Silikate. Ganz wissenschaftlich gesehen gehört auch der Smaragd in diese Gruppe.

Doch in der Edelstein-Therapie hat der blaue oder meergrüne Beryll eine ganz besondere Bedeutung. In früheren Zeiten, vor der Erfindung des Glases, wurde der klare farblose Beryll als Vergrößerungsglas benutzt. Er war für die Weisen und Wissenschaftler von ganz besonderer Bedeutung und wurde sehr sorgfältig gehandhabt.

Seine oft milchigen Farben wirken auf das zweite oder Sakral-Chakra. Von hier aus werden die Energieströme und die Lebenssäfte im Körper gesteuert. Wenn es ausgeglichen ist, wirkt das besänftigend auf den Menschen. Streitlust und Aggression schmelzen im Licht seiner Schwingungen.

Wer eine Empfehlung der heiligen Hildegard befolgen will, sollte nach mit den Mitteln der Schulmedizin überstandenen Vergiftungen fünf Tage lang Beryll-Wasser trinken. Dabei wird etwas abgeschabtes Pulver des Beryllsteins in klares Quellwasser gegeben und fünf Tage lang auf nüchternen Magen getrunken.

Der Beryll hilft aber auch bei überanstrengten und geröteten Augen. Dazu nimmt man am besten einen von der Sonne aufgewärmten Beryll und legt ihn einige Minuten auf die geschlossenen Augenlider.

Beryll und legt ihn einige Minuten auf die geschlossenen Augenlider. Dann sollte man sich ganz intensiv auf die Farbe des milchig blauen Berylls konzentrieren. Den Schaumkronen auf dem aufgewühltem Meer ist die Farbe ähnlich. Dieses seltsame Blau beruhigt nicht nur die Sehnerven, sondern auch das gesamte vegetative Nervensystem des Menschen.

Der Calcit

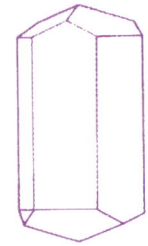

Der weiche Calcit ist dem Herz- bzw. dem Anahata-Chakra zugeordnet. Sein zartes Grün oder schwaches Rosa bringt uns die Schwingungen junger Pflanzen und Tiere näher. Die ungebrochene Kraft des jungen Lebens wird auf uns durch geheime Kraft übertragen. Wenn Traurigkeit, vermeintliche Unfähigkeit uns plagen, wenn der Mensch zu hohe Anforderung an sich selbst stellt, kann der Calcit ihm neue beruhigende Kräfte geben. Er läßt ihn seine Grenzen erkennen, ohne dabei sein Selbstwertgefühl zu verlieren. Er unterstützt unser Sehnen nach Vollkommenheit und Einheit mit der Kraft des universellen Kosmos, die sich im Mikrokosmos des eigenen Lebens wiederholt. Wenn die bioenergetischen Ströme, die elektrolytischen Vorgänge im Körper gestört sind, sorgt er für Ausgleich.

Die weisen Steinheiler setzten den Calcit gern ein, wenn das Knochengerüst des Menschen nicht in voller Harmonie mit den Chakren ist. Verkalkungen, Versteifungen, Brüche und auch Bruchnarben können große Schmerzen verursachen und auch böse Auswirkungen auf die Muskulatur haben. Eine Behandlung mit dem Calcit kann Abhilfe schaffen.

Dafür wird der Stein mit den ganz leichten Schwingungen direkt auf die empfindlichen Stellen gelegt. Damit seine schwer meßbaren Schwingungen nicht zu schnell verloren gehen, wird er vor der Behandlung noch einmal mit neuen Energien aufgeladen. Dazu ist es besonders günstig, den Stein im Morgengrauen in frisch sprießendes Grün oder an die Knospen von am kommenden Tag erblühenden Blumen zu hängen. Es darf aber nicht zu kühl sein. Kälte läßt seine Schwingungen zu schnell erstarren. Wenn Sie den Calcit zur Heilanwendung benutzen wollen, tragen Sie ihn vorsichtig herein und legen ihn – am besten noch mit jungem Tau behaftet – auf die schmerzenden Stellen.

Der Chalcedon

Seit alten Zeiten ist der milchige Chacedon der Stein der Redner. In der Antike galt er deswegen als der Stein von Rechtsgelehrten, Staatsmännern und Philosophen. Da er dem Kehl- oder Visuddha-Chakra zugeordnet ist, fördert er die Rhetorik des Menschen. Wer einen Chalcedon bei sich trägt, dem sollen in jedem Streitgespräch immer sofort die passenden Erwiderungen einfallen, und nicht erst, wie bei den meisten Menschen, wenn er etwas Zeit hatte, über den Streit nachzudenken. Der Chalcedon fördert die Gewandtheit der Sprache, läßt die Stimme angenehm tönen, bestimmt Schnelligkeit und Frequenz der Lautäußerungen.

Deshalb ist dieser Stein besonders bei sehr schüchternen und zurückhaltenden Menschen wichtig. Er kann ihnen helfen, aus ihrer Isolation auszubrechen. Besonders geeignet ist in diesem Fall der weiß-blaue Stein. Die gebänderten Einschlüsse erinnern an die Strömungen des Wassers, und genauso flüssig sollen die Worte über die Lippen des Redners kommen.

In der Lithotherapie wird der Chalcedon besonders bei Schwierigkeiten mit den Stimmbändern sowie Störungen der Schilddrüse angewandt. Dafür sollte der Chalcedon vor der Anwendung mindestens eine gute Stunde in kühlem, sprudelndem Quellwasser liegen. Nimmt man ihn heraus, trägt man am besten Handschuhe, um die Energie des Wassers und die Frische des Steins nicht zu entziehen. Dann legt man

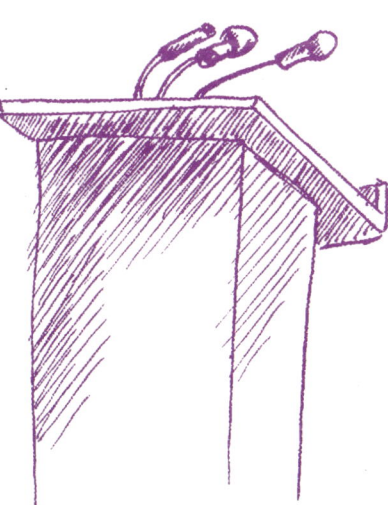

den kühlen feuchten Stein auf die Hauptschlagader am Hals. So werden seine Schwingungen direkt über die Blutbahn in alle Energiezentren transportiert.

Kindern, die stottern, lispeln oder eine zögernde Sprachentwicklung haben, bindet man einen Chalcedon-Anhänger um und legt einen Chalcedon unter das Kopfkissen. Dabei ist es ganz besonders wichtig, diesen Stein möglichst oft zu reinigen und durch Quellwasser und Sonnenkraft mit neuer Energie aufzuladen.

Der Chrysokoll

Auch Kieselmalachit oder Kieselkupfer genannt. Der Chrysokoll ist ebenfalls dem Herz- oder Anahata-Chakra zugeordnet. Seine wichtigste Botschaft ist der innerliche und äußerliche Friede. Dazu verhilft er mit seinen Grün- und Blautönen, die bis zum Schwarz tendieren können. Der Chrysokoll ist der Stein, der den Menschen lehrt, mit seinem Körper achtsam umzugehen. Er weist uns den richtigen Weg zu einer ausgeglichenen Ernährung, zur Ausgewogenheit von Schlaf- und Wachphasen.

Die Strahlungen des Chrysokoll machen Menschen friedfertig. Heiler empfehlen deshalb, einen Chrysokoll so in der Wohnung aufzustellen, daß er tagsüber optimal vom Sonnenlicht bestrahlt werden kann. Seine Schwingungen wirken sich dann auf die häuslichen Räume so aus, daß der Bewohner sich in den eigenen vier Wänden besonders gut entspannen und erholen kann. Beruflicher Streß, Sorgen und Ängste werden auf das Minimum reduziert.

In der Heilkunde ist der Stein ein wichtiger Freund während der Geburt. Er verhilft der werdenden Mutter zu Vertrauen und größerer Gelassenheit. Er wird in der linken Hand gehalten und wirkt dann über die Blutbahn zum Herz.

Bei Krämpfen im Verdauungstrakt schabt man von dem weichen Stein ganz wenig ab, übergießt dies Pulver mit kochendem Wasser und fügt etwas Rosenöl hinzu. Den Trank läßt man abkühlen und trinkt ihn dann mehrmals täglich vor den Mahlzeiten in kleinen Schlucken.

Wegen seiner kühlenden Wirkung hilft er aber auch bei Fieber. Dazu wird der Stein vor der Anwendung kurze Zeit unter fließendes Wasser gelegt, anschließend mit einem reinen Tuch vorsichtig getrocknet und dann dem Patienten auf die Stirn gelegt.

Der Chrysopras

Zugeordnet ist der Stein dem Herz- oder Anahata-Chakra. Der sma-ragd- bis apfelgrüne Chrysopras, der durchscheinend oder undurch-sichtig sein kann, ist der Stein, der uns das Loslassen lehrt – so wie die Pflanzen die reifen Früchte, die Vogelmutter die flüggen Jungen loslassen. Bei schweren Verlusten ist ein Chrysopras ein stiller, zuver-lässiger Helfer. Der Chrysopras führt weg von den materiellen Wün-schen und erweitert das Bewußtsein für die feinstofflichen Vorgänge im Kosmos. Die Sensibilität der menschlichen Antennen für Schwin-gungen wird durch sein helles Licht erhöht.

Der Chrysopras ist empfindlich gegenüber zu langer Sonneneinstrah-lung, und zu große Wärme kann ihn erblassen lassen. Er liebt das kühle, klare Mondlicht. Auch goldgelbes Kerzenlicht läßt ihn seine bioenergetischen Kräfte entfalten. Mit seiner Zurückhaltung bringt uns der Stein zu innerer Hellsichtigkeit. Weil er Gedanken aus dem Unbewußten ins Bewußte bringt, ist er bei der Lösung von Problemen behilflich.

Der Chrysopras hat sich in der Heilkunde gegen Gichtanfälle be-währt. Die heilige Hildegard von Bingen empfiehlt, eine Chrysopras-scheibe mit einer elastischen Binde auf der schmerzenden Stelle zu fi-xieren. Auf jeden Fall soll der Stein über Nacht getragen werden, weil er dann am besten seine Kräfte entwickeln kann.

In der modernen Lithotherapie wird der Stein gern zur Anregung der Drüsentätigkeit benutzt und bei der Behandlung neurotisch anfälliger Patienten.

Der Diamant

Der Diamant ist der einzige Stein, der nur aus einem einzigen Ele-ment besteht. Das macht seine ungeheure Klarheit und Reinheit aus. Er ist dem siebten Chakra, dem Kronen- oder Scheitelzentrum, zuge-ordnet. Sein herrliches Licht dringt in die dunkelsten Ecken unseres Seelenlebens und erweckt den Wunsch nach derselben Reinheit. Mit seiner Hilfe können wir uns auch mit den Schattenseiten unserer Psy-che auseinandersetzen. Dies ist die Voraussetzung, um zu einem be-freiteren und selbstzufriedeneren Dasein zu kommen. Doch der Dia-mant birgt auch die Gefahr des Hochmuts in sich. Seine vollendete

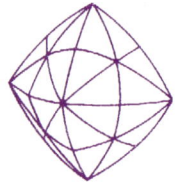

Schönheit erlangt er erst durch das Schleifen, eine Prozedur, die er überstanden hat, ohne daran zu zerbrechen. Nein, der Vorgang hat ihn nur noch kräftiger gemacht. Doch Achtung! Seine Härte darf niemals auf den Menschen, der ihn trägt, übergehen. Dann hüllen wir uns in einen Panzer, der uns unempfindlich für die Leiden und Gefühle anderer macht. Richtig angewendet, führt er aber zur höchsten geistigen Reinigung. Alles Unedle, Unschöne und Niederträchtige verschwindet aus unserem Bewußtsein und macht uns empfänglich für die reine, göttliche Schöpfungswahrheit.

Schon die heilige Hildegard von Bingen schrieb:
»Und es gibt Menschen, die von sich aus durch den Einfluß des Teufels böswillig sind und infolgedessen lieber schweigen. Wenn sie aber sprechen, haben sie einen stechenden Blick, und manchmal geraten sie beinahe außer sich und benehmen sich wie die Wahnsinnigen, beruhigen sich aber bald wieder. Diese Menschen sollen oft oder immer einen Diamant in ihren Mund nehmen. Und die Kraft dieses Steines ist so groß und stark, daß er die Boshaftigkeit und das Übel, das in ihnen steckt, auslöscht.«

Heute sind bereits gute Erfolge mit einer Diamant-Therapie bei der Raucherentwöhnung und der Behandlung von Epilepsie, Diabetes, Beschwerden während der Wechseljahre und Knochenerkrankungen erzielt worden.
Zur Behandlung der körperlichen Leiden sind ungeschliffene Rohdiamanten sehr erfolgreich. Denn die Kraft, die in ihnen steckt, muß gar nicht erst durch die menschliche Schleifkunst erhöht werden.
Zur Raucherentwöhnung nimmt einen kleinen, nicht scharfkantigen Rohdiamanten mehrere Tage in den Mund. Zur Unterstützung sind Mundspülungen mit Diamant-Wasser sehr angebracht. Auch sollte man mehrmals am Tag einen Diamanten für ein paar Minuten auf das Kehl-Chakra legen, während dieser Zeit die Augen schließen und nur das reine Licht des Diamanten auf sich wirken lassen.
Um Hitzewallungen, Depressionen und schnelles Altern während der Wechseljahre zu vermeiden, trinkt man täglich mehrmals einen kleinen Schluck Diamant-Wein. Dazu wird ein geschliffener oder ein Rohdiamant in eine farblose Karaffe gelegt und mit einer Mischung aus 50 Prozent Quellwasser und 50 Prozent leichtem Weißwein aufgegossen. Die Mischung sollte vor der Anwendung 24 Stunden zie-

hen. Aber auf keinen Fall in die Sonne stellen! Der Diamant braucht, um seine volle Wirkung zu entfalten, für diese Mischung das kühle Mondlicht.

Der Eisenkiesel

Der braune, rötliche oder gelbliche Eisenkiesel ist ein ganz einfacher Stein, der überall auf der Welt vorkommt. Aber gerade seine Schlichtheit, seine Alltäglichkeit ist für die menschliche Psyche zur Stärkung sehr geeignet. Er macht uns klar, daß wir nur ein winziger Teil des Kosmos sind, lehrt uns, die Dinge nicht überzubewerten und bringt uns zu Bescheidenheit den eigenen Ansprüchen gegenüber. Eisenkiesel sind mit ihrem seidigen Glanz ideale Handschmeichler und werden von den Therapeuten gern unsicheren und schüchternen Patienten empfohlen. Da ist etwas, an dem man sich festhalten kann, ein Stein, genauso unauffällig und doch stark, wie viele von uns.

Eisenkieselwasser ist aber auch gut nach starkem Blutverlust. Jeden Tag ein Glas Eisenkieselwasser stärkt und unterstützt die Regeneration. Dazu werden ein oder zwei Eisenkiesel in Wasser gelegt. Sie sollen über Nacht ziehen und das Wasser morgens auf nüchternen Magen in kleinen Schlucken getrunken werden.

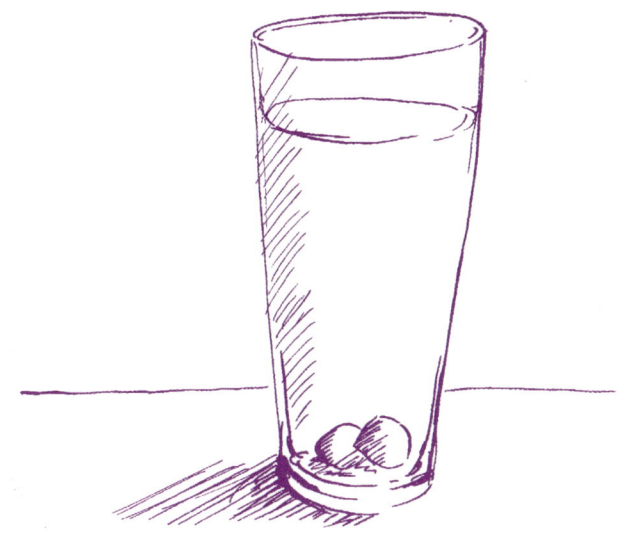

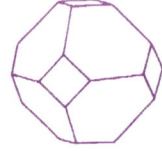

Der Fluorit oder Flußspat

Der Fluorit ist dem fünften Chakra, dem Anja-Chakra und dem sechsten Chakra, dem Vishudda-Chakra zugeordnet. In alten Zeiten wurde der Fluorit der »Stein des Genies« genannt. Denn der in den Farben von Hell- bis Dunkelviolett, Hellblau bis Dunkelblau und auch in farbloser Form vorkommende Stein beflügelt unseren Geist. Der Fluorit hat eine feste Verbindung zu den Pyramiden. Zerschlägt man einen Stein, zerfällt er grundsätzlich in Oktaeder. Diese doppelte Pyramidenform entspricht dem Fluß der Energieströme im menschlichen Organismus vom Basis-Chakra zum Scheitel-Chakra. Dieses Muster der Energieströme erscheint immer wieder in den verschiedensten Organismen. Es ist eines der Grundmuster aller Lebensenergie.

Diese Lebensenergie kann der Fluorit im menschlichen Körper und Geist mit seinen Schwingungen erhöhen. Er hilft, Wissen, das wir in uns tragen, transparent zu machen. Gedanken und Vorstellungen, die bisher nur schemenhaft waren, lassen sich plötzlich klar deuten, sogar wissenschaftlich erklären.

Besonders zur Meditation eigenen sich die farbigen Fluorit-Kristalle. Man legt einen Fluorit-Oktaeder vor sich und versetzt sich ganz in seine klare Struktur und öffnet sich seinem lichten Strahlen. Nach einer solchen Meditation sind wir eingestimmt auf die menschliche Gemeinschaft, egoistische und materielle Gedanken haben keinen Platz mehr in unseren Seelen.

Besonders nach Hirnverletzungen und bei physisch bedingten geistigen Störungen findet in der modernen Lithotherapie der Fluorit seine Anwendung. Dabei herrschen verschiedene Methoden vor, je nach Schädigung des Patienten.

Bei der ersten Methode gibt man dem Patienten in die rechte sowie in die linke Hand je einen violetten Fluorit. Zusätzlich wird je ein Stein auf die geschlossenen Augenlider gelegt. Die feinstofflichen Energien harmonisieren die Gehirnhälften und fördern den Energiefluß, ohne den Patienten mit unnötigen Anstrengungen zu belasten.

Eine andere Möglichkeit der Heilung ist die sanfte Nacken- und Solarplexusmassage mit einem Fluorit. Dazu wird der Stein vor der Behandlung unter fließendes Wasser gelegt und im Sonnenlicht gewärmt, um dann damit in kreisenden Bewegungen den Patienten zweimal täglich zu massieren. Die beruhigende Wirkung zeigt sich schon nach wenigen Behandlungen.

Der Granat

In Indien war der Granat der heiligste Stein. In ihm lodert das tiefrote Feuer des ewigen Lebens. Seine Farbe ist von ewig gleichbleibender Spenderfähigkeit, eine Energie, die sich nie erschöpft. Er ist auch daher dem Muladhara-Chakra bzw. dem Basis-Zentrum zugeordnet.

Der Granat fördert die Sexualenergie und wandelt sie um in eine allgemeine schöpferische Kraft, die uns Ausdauer und den brennenden Wunsch verleiht, zum Besseren und zur Wahrheit vorzudringen.

Vor dem Leuchten des Granat kann nichts verheimlicht werden. So wurde er auch zu allen Zeiten als Schutzstein verehrt. Gerade an den pompösen indischen Höfen, an denen Intrigen und Verrat an der Tagesordnung waren, wurde jeder nur mögliche Schutz benötigt.

Heute wird der Granat in der Heilanwendung wieder sehr geschätzt. Seine Schwingungen regen den Blutkreislauf an und unterstützen den Blutaufbau.

Bei Frigidität oder Impotenz soll man einen Granat auf dem oder im Bereich des Basis-Zentrums tragen. Einige Lithotherapeuten empfehlen aber auch eine Granat-Meditation, die zur Entspannung führt und Verklemmungen und Stauungen im Fluß der Körpersäfte behebt.

Der Hämatit

Der Hämatit hat im Volksmund viele Namen. Er wird auch Blutstein, Eisenglanz und Roteisenerz genannt. In der Heilkunde ist er dem ersten Chakra, dem Basis-Zentrum, zugeordnet. In alten Kulturen war er hoch geschätzt. Bei den Sumerern galt er als Glücksstein, der dem Träger zu seinem Recht verhilft, die Ägypter legten den Mumien einen Hämatit in das Grab. Er geleitete die Verstorbenen sicher ins Reich der Toten. Im Mittelalter war der Hämatit ein begehrter Schmuckstein, der junge Frauen vor dem bösen Blick bewahrte und Zauberkünste der Hexen abwehrte. Später geriet der Hämatit ganz zu unrecht etwas in Vergessenheit. Nur die Heiler haben immer von seiner wunderbaren Kraft gewußt.

Der Hämatit ist ein hervorragender Begleiter in schwierigen Zeiten und läßt uns daraus kräftiger und einsichtiger hervorgehen.

In der Heilkunde wirkt der Hämatit besonders bei allen Bluterkrankungen. Er fördert und beschleunigt den Aufbau der Zellen. Dadurch

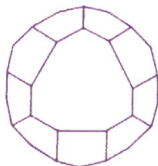

wird die Genesung nach Operationen und schweren Krankheiten schneller und besonders erfolgreich erfolgen.

Die Therapeuten wenden zwei Methoden an. Entweder schleifen sie einen Hämatit leicht an. Das Schleifwasser färbt sich bei diesem Vorgang blutrot. Dem Schleifwasser setzen sie noch etwas Diamant-Wein bei, lassen die Mischung ein bis zwei Stunden ziehen und reichen sie dann dem Patienten. Wer jeden Tag einen solchen Trunk zu sich nimmt, fühlt sich bald wieder allen Anforderungen gewachsen, stärker und wohler als vor der Krankheit.

Bei der anderen Methode wird das Auflegen von Hämatiten bevorzugt. Dazu werden die Steine erst im Sonnenlicht leicht angewärmt und dann kreisförmig um das Basis-Zentrum gelegt. Der Patient wird sofort eine wohlige Wärme und die Ausstrahlung der Steine spüren.

Die Jade

Diesem Stein muß etwas mehr Platz eingeräumt werden. Denn Jade ist wohl der bekannteste, auch von vielen Schulmedizinern anerkannte Heilstein. Bereits seit der Jungsteinzeit wird in China mit Jade geheilt, in der Landessprache Che Yü genannt – wobei das Wort Yü auch für »Juwel«, »Schatz« und »kaiserlich« benutzt wird. Jade galt als große Kostbarkeit, war wertvoller als Gold und sehr begehrt.

Jade gehörte von alters her zu den Tributzahlungen an den Kaiser von China, und die Ausfuhr war streng verboten. Nicht zuletzt deswegen, weil dem Stein neben wundertätigen auch heilende Eigenschaften zugeschrieben wurden.

So war man überzeugt, daß Jade auf der bloßen Haut getragen vor Nierensteinen schützen könne und eine normale Harnabsonderung gewährleiste.

Portugiesische Kaufleute brachten im 16. Jahrhundert den Stein von Macao mit nach Europa, und als das Volk von seinen Heilkräften erfuhr, wurde dieser Stein auch in Portugal sehr begehrt.

So geschah es, daß der Stein bald von den Portugiesen »pedra de mijada«, das heißt »Pinkelstein«, genannt wurde. Daraus entstand dann durch Verballhornung das Wort Jade.

Seltsamerweise erhielt diese Gesteinsart einige Jahrhunderte später bei der ersten mineralogischen Klassifizierung die lateinische Bezeichnung »lapis nephriticus«, also Nierenstein.

Auch in den alten südamerikanischen Hochkulturen symbolisierte Jade göttliche Macht und war dem Adel und Priestertum vorbehalten.

In der modernen Lithotherapie wird den Jadesteinen wieder viel Beachtung geschenkt. Zur Behandlung von Nierenleiden werden sie auf das zweite Chakra gelegt, ebenso bei Nierenbeschwerden. Zur Entwässerung empfiehlt sich ein Jade-Tee. Dazu wird ein starker Mate-Tee aufgebrüht. Sobald er etwas erkaltet ist, legt man einen Jadestein hinein und läßt das Ganze einige Stunden ziehen. Dann trinkt man innerhalb von drei Tagen alle Stunde einige Schlucke von dem Getränk.

Der Jaspis

Der Jaspis gehört zu der Gruppe der Chalcedon-Quarze und kommt in verschiedenen Farben und Farbzusammensetzungen vor. Er wird auch Hornstein, Heliotrop und Blutjaspis genannt.

In der alten indischen Lehre von den Edelsteinen wird er als »Mutter aller Edelsteine« bezeichnet. Und ununterbrochen, wie die Erde sich dreht, scheint dieser einfache und in soviel schillernden Farben vorhandene Stein seine lebensspendende Energie auszustrahlen. Auch der Jaspis eignet sich hervorragend als Schmeichelstein. Ob man ihn in der Jackentasche hat oder ob er auf dem Schreibtisch liegt, unwillkürlich greift man immer wieder nach ihm, hält ihn an die Stirn, kühlt die Schläfen. Und unermüdlich gibt er seine Kräfte verschwenderisch und freiwillig an uns weiter. Er beruhigt und bringt uns in Einklang mit der Schöpfung, macht zufrieden, gibt Zuversicht.

Für soviel Freigebigkeit sollte der Mensch dem Stein etwas danken. Wer seinem Jaspis etwas Gutes tun will und dessen Kräfte erhöhen möchte, sollte ihn einmal im Monat unter fließendes Wasser legen, anschließend in der Sonne trocknen und mit einem weichen Tuch polieren. Staub, Zigarettenrauch und Asche machen ihm schwer zu schaffen. Ist er diesen Einflüssen zuviel ausgesetzt, verliert er seine Kraft, die Schwingungen werden schwächer und der Stein wird trüb.

In der Heilkunde wirkt der Jaspis gegen Übelkeit, wenn er in der Magengegend getragen wird.

Der rote Jaspis gibt dem Körper Wärme. Der Blutjaspis entgiftet. Deshalb sollte man vor oder zu einer Entschlackungskur morgens auf den leeren Magen ein Glas Jaspis-Wasser trinken. Dazu legen Sie einen Jaspis in frisches Wasser und legen den Stein hinein. Trinken

Sie nun jeden Morgen von dem Wasser ein kleines Glas. Auch bei Ohrenschmerzen kann der Jaspis helfen. Legen Sie einen Jaspis ans Ohr. Die heilige Hildegard von Bingen empfiehlt den Jaspis auch bei Sehnenscheidenentzündung. Dazu lege man ihn auf die schmerzenden Stellen.

Der Karneol

Der erdverbundene Karneol öffnet uns wieder die Augen für die Schönheit der Erde und lehrt uns, mit beiden Füßen auf dem Boden zu bleiben. Seine Schwingungen sind so klar und so gut von den Menschen zu empfangen, daß er jedem dabei helfen kann, das Leben hier und jetzt zu leben. Wilde Phantasien haben dann keinen Platz mehr, der Kopf und das Herz werden frei für die wahren Schönheiten und Werte auf dieser Welt.

Der Karneol ist in der Heilkunde besonders wirksam bei Antriebslosigkeit und allgemeiner Schlappheit.

Auch bei Problemen mit der Leber ist der Karneol sehr wirksam. Massieren Sie die Lebergegend mit einem gelben Karneol. Um Schwermut und Angstzustände zu vertreiben, kann man einen Karneol-Saft herstellen.

Dazu nehme man einen roten Karneol, Mistelextrakt und einige Tropfen Rosenöl und lege den Stein 48 Stunden hinein. Mehrmals täglich sollte man einen Teelöffel dieser Mischung zu sich nehmen.

Weil der Karneol das Leben in ständiger Bewegung hält, hilft er auch gut gegen Rheuma. Dazu sollte man ihn direkt auf der Haut tragen.

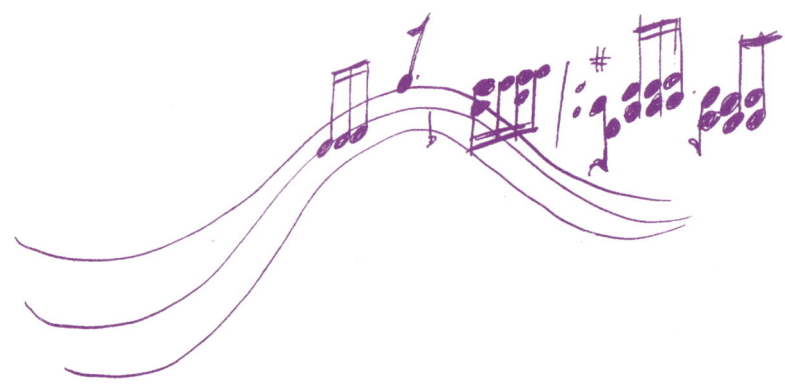

Der Lapislazuli

Er wird auch als Lasurit oder als Lasurstein bezeichnet. Der tiefblaue Stein mit oft goldleuchtenden Pyriteinschlüssen war schon den Römern heilig. Lapislazuli schmückte Altäre, und ganze Tempel wurden mit ihm ausgekleidet. Dieser Stein, der dem sechsten Chakra oder Stirn-Chakra zugeordnet ist, eröffnet uns die Weiten des Sternenhimmels. Er läßt uns teilnehmen an der Harmonie der Schöpfung. Der Kosmos und der Mikrokosmos werden durch ihn in Einklang gebracht. Er birgt den Frieden in sich. In vielen Kulturen galt deswegen der Lapislazuli auch als der Freundschaftsstein. Er verbindet die Menschen, läßt jeden in der Gemeinschaft seinen Platz finden.

Bei asiatischen Völkern hängt man Kindern an einer Kette gern einen Lapislazuli um. Er stärkt ihr Selbstwertgefühl und ihr Vertrauen in ihr Können.

In der Heilkunde wird dem tiefblauen Lapislazuli kühlende und beruhigende Wirkung zugeschrieben. Bei Schwellungen, Entzündungen und Insektenstichen legt man einen in der Sonne aufgewärmten Lapislazuli auf die empfindliche Stelle. Auch übermüdete, gerötete Augen werden mit einem Lapislazuli behandelt. Dazu wird der Stein einige Minuten in warmes Wasser gelegt und dann auf die Augenlider. Einige Heiler sind auch überzeugt, daß sie mit Hilfe des Lapislazuli die fortschreitenden Lähmungen bei Multipler Sklerose verzögern können. Hierzu wird der Lapislazuli in Verbindung mit Gold auf alle sieben Chakren gelegt. Diese Behandlung sollte mindestens eine Woche im Monat täglich erfolgen.

Der Malachit

Wie die unendlich vielen verschiedenen Grüntöne in der Natur, so vielfältig ist auch das Grün der Malachite. Feine Streifen in hellem und dunklem Grün sind ihr Kennzeichen. Dieses Spiel der Grüntöne mit seinen wechselnden Frequenzen duldet keinen Stillstand. So räumt der Malachit alle Blockaden aus dem Weg, die uns an der Lebensfreude hindern. Er schenkt uns immer wieder neue Kraft, das Alltagsleben zu meistern. Auch das Bedürfnis nach Harmonie kann er unterstützen. Er läßt uns die Musik viel klarer empfinden. Der große Bogen vom Anfang einer Komposition bis zum rauschenden Schlußakkord bleibt uns tagelang im Ohr, bleibt wie ein wunderschönes Bild in der Seele erhalten.

Wie kein anderer Stein verbindet der Malachit den Menschen mit der Natur. Im Mittelalter waren die Menschen überzeugt, daß aus einem Malachitbecher getrunkenes Wasser den Menschen befähigt, die Sprache der Tiere zu verstehen. Auch heute noch wird der Malachit als Glücksstein der Dompteure und Tierschützer angesehen.

In der Lithotherapie wird der Malachit benutzt, um schädliche und krankmachende Energien aus dem Körper zu ziehen. Da der Malachit wie kein anderer Stein keinen besonderen Einfluß auf ein bestimmtes Chakra hat, sondern mit seinen positiven Schwingungen den Fluß der Energien zu allen Zentren positiv beeinflußt, ist er besonders geeignet dafür, nach schweren Krankheiten oder nach einem großen Verlust dem Menschen wieder zu einer positiven Lebenseinstellung zu verhelfen.

Die guten Strahlungen und Schwingungen des Malachit bleiben allerdings nur erhalten, wenn er immer wieder einer gründlichen Reinigung unterzogen wird. Dafür wird er unter fließendes Wasser gelegt, besser ist jedoch ein klarer Bach oder Meerwasser. Nach dem reinigenden Wasser braucht der Stein viel Licht. Am besten legt man ihn in die strahlende Mittagssonne. Nach diesem Sonnenbad wird der Stein mit einem weichen Tuch sanft poliert.

Der Mondstein

Der Mondstein mit seinem geheimnisvollen Licht, das vielfach erst nach mehrmaligem Drehen und Wenden zur Geltung kommt, weckt im Menschen oft ein vorher lange tief vergrabenes Wissen um die eigenen Gefühle. So fördert der Mondschein das Verständnis für das andere Geschlecht. Denn ob Mann oder Frau, jeder Mensch birgt in sich auch etwas von dem anderen. Trägt eine Frau einen Mondstein, so werden ihre weiblichen Kräfte, das Urwissen als Mutter, positiv beeinflußt. Sanftheit, Zärtlichkeit und liebendes Verzeihen werden gefördert.

Der Mondstein läßt die Liebe wachsen, läßt sie tiefer und inniger werden. Arabische Frauen sind überzeugt, daß der Mondstein ihnen reichen Kindersegen schenkt. Deswegen nähen sie den Mondstein in ihre Kleidung ein.

In der Heilkunde sorgt der Mondstein für einen guten Fluß der Lymphe. Bei Schwellungen oder Stauungen sollte der Stein auf die Schwellung aufgelegt werden. Nach der Behandlung braucht er aber unbedingt eine gründliche Reinigung und eine Pause. Der Stein wird sonst trübe und verliert seine Kraft.

Bei Hormonstörungen wirkt ein Mondsteintrank. Der Stein wird eine Stunde in frisch aufgebrühten Misteltee gelegt. Dann nimmt man mehrmals täglich einige kleine Schlucke von dem Tee. Der herausgenommene Stein muß wieder gereinigt werden und braucht ein Bad im Sonnenlicht.

Der Mondstein beeinflußt auch die Hirnanhangdrüse. Deswegen läßt er sich sehr gut bei Wachstumsstörungen einsetzen.

Der Moosachat

Der Moosachat ist eine Form des Chalcedon. Der Stein ist dem vierten Chakra oder Herzzentrum zugeordnet. Er verleiht dem Menschen Ruhe und Kraft, weil er ihn die tiefen Zusammenhänge der Natur erfassen läßt. So wie jede Pflanze, jedes Tier seinen festen Platz und eine im Ablauf der Entwicklung wichtige Aufgabe hat, so weist der Moosachat auch dem Menschen seine Aufgabe zu und gibt ihm Vertrauen und Zuversicht. Er weckt in uns aber auch die Verantwortung, die der Mensch für die Pflanzen und Tiere übernehmen muß. Der Stein bewahrt uns davor, die Umwelt sinnlos zu zerstören und öffnet uns die Augen für die Schönheit der Natur. Besonders die Indianer verehren und lieben den Moosachat. Seine Schwingungen sind sehr zart. Deswegen muß der Stein gehegt und gepflegt werden.

In der Lithotherapie wird der Stein gegen Schwächezustände und Unausgeglichenheit verwendet. Große berufliche Belastungen, wenig Bewegung an der frischen Luft und ungesunde Ernährung führen zu Nervosität, Kopfschmerzen, innerer Unruhe und Schlaflosigkeit. Um wieder Ruhe und Ausgeglichenheit zu finden, hilft ein Freiluftbad. Dabei sollte der Moosachat auf dem Herz-Chakra liegen.

Nach einer solchen Behandlung muß man den Stein aber unbedingt mit fließendem Wasser reinigen und ihn im Freien neu aufladen, jedoch nicht in der prallen Sonne. Besonders günstig ist es, den Stein im Schatten eines jungen Obstbaums aufzuladen. Dadurch werden seine Schwingungen intensiver und die Heilkraft erhöht.

Der Onyx

Der schwarzweiße Onyx ist dem ersten Chakra, dem Basis-Zentrum, zugeordnet. Von dem Stein geht eine geheimnisvolle Kraft aus. Die Schwingungen der gegensätzlichen Farben Schwarz und Weiß geben ihm einen ganz besonderen Rhythmus. Der Stein gibt uns die Erkenntnis, daß es mehr als nur für uns wahrnehmbare Kräfte in uns und um uns gibt. Er läßt uns bedachtsam handeln und schließt vorschnelle Verurteilungen aus. Der Onyx wird auch der Stein der Gerechten genannt. Denn er wurde von den Weisen und den Richtern gern zu Rate gezogen, wenn sie ein Urteil fällen mußten.

In der Edelsteinheilkunde wird der Stein gegen Wetterfühligkeit, Sehschwäche, Magenschmerzen, Depressionen und unterstützend zur Raucherentwöhnung eingesetzt.

Bei Sehschwäche bereitet man Onyx-Wein zu. Dazu wird ein Liter herber Weißwein – er sollte nicht geschwefelt sein – in einem feuerfesten Glasgefäß langsam erhitzt. Der Stein wird auf ein Sieb über das Gefäß gehängt. Den mit Weindampf beschlagenen und erwärmten Stein legt man dann auf die Augenlider. Nach der Behandlung legt man den Onyx in den Wein zurück und holt ihn erst zur nächsten Behandlung wieder heraus.

Bei anhaltender Traurigkeit und Niedergeschlagenheit hilft eine Kette aus Onyx, die direkt auf der Haut getragen wird.

Der Onyx liebt nicht das grelle Sonnenlicht. Aus diesem Grund sollte er zum Aufladen verbrauchter Energien am besten ins Mondlicht gelegt werden.

Der Opal

Der Opal ist dem zweiten und dem fünften Chakra zugeordnet. Doch weil sich in ihm alle Farben des Regenbogens vereinen, hat er eine große Wirkung auf alle unsere Energiezentren. Er macht uns hellsichtig für Gefühle und Zusammenhänge, die wir bis jetzt nicht besonders beachtet haben. Vor allem dann, wenn Menschen unter nicht klar definierbaren Sehnsüchten leiden, kann der Opal zeigen, welche Bereiche des Lebens in uns unbefriedigt und nicht ausgeglichen sind. Wer das weiß, kann dann dementsprechend handeln und seine Persönlichkeit weiter entwickeln.

Der Opal will von seinem Träger angenommen sein und geliebt werden. Nur wer bereit ist, seine Schwingungen zu empfangen und zu verarbeiten, kann mit dem Opal wirklich glücklich werden. Wer dazu nicht bereit ist, wird durch das Tragen von Opalen leicht nervös und unruhig.

In der Lithotherapie wird der Stein zur Belebung der Herztätigkeit eingesetzt. Bei Herzrhythmusstörungen, Angstzuständen und Beklemmungen nützt eine sanfte Massage des Herz-Chakras mit einem alle Farben des Regenbogens widerspiegelnden Opal.

Wer unter Verdauungsstörungen leidet, sollte einen Feueropal tragen. Er entkrampft und entspannt den Unterleib. Das Auflegen von vorher in der Sonne aufgewärmten Opalen ist besonders wirksam.

Aber auch eine Tinktur aus Opal-Rosenöl, die regelmäßig einmassiert wird, kann Wunder wirken.

Der Pyrit

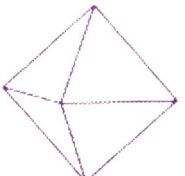

Der Goldglanz des Pyrit ist dem fünften Chakra zugeordnet und eröffnet uns die Welt der übergeordneten Energien. Er öffnet uns die Tore, um Probleme auch immer zur richtigen Zeit zu lösen. Vorher aber muß der Mensch bis an seine äußersten Grenzen gekommen sein. Denn die Frequenzen des Steins beginnen dann erst ihre ganze Kraft zu entfalten.

In der Heilkunde wird der Pyrit deswegen bei geistigen Erschöpfungszuständen eingesetzt. Dabei haben die Heiler unterschiedliche Methoden. Sehr erfolgreich ist die Behandlung mit einem Pyrit-Salbei-Wegerich-Honig-Trank.

Dazu werden etwa fünf Gramm frische Salbeiblätter und fünf Gramm Wegerichwurzeln mit dem Wiegemesser sehr fein gehackt und mit einem Viertelliter kochendem Wasser übergossen. Dann rührt man 4 Eßlöffel Honig hinein und legt den Pyrit in den Tee. Am besten brüht man den Tee in einem feuerfesten Glas auf. Zum Abkühlen stellt man das Getränk dann in die Sonne. Von der Medizin nimmt man täglich mehrmals einen Teelöffel.

Ein anderes Mittel sind Pyrit-Kompressen. Dazu nimmt man dieselbe Tinktur und drückt darin ein sauberes Tuch aus. Darein wird der Pyrit gewickelt und dann zweimal täglich eine halbe Stunde auf die Stirn und anschließend auf das Kehlzentrum gelegt.

Der Rauchquarz

Der Rauchquarz, auch Rauchtopas oder Morion genannt, ist dem ersten Chakra zugeordnet. Seine starken Schwingungen machen uns deutlich, daß ein Verhaften an materiellen Dingen den Geist einschränkt. Er läßt uns ahnen, daß Himmel und Erde keine Gegensätze sind, sondern nur zusammen den Klang der kosmischen Harmonie erreichen können. So wie im Rauchquarz Hell und Dunkel verbunden sind, ist auch der Mensch mit dem Licht des Himmels und der Dunkelheit der Erde verbunden. Und nur, wenn wir beides in Einklang bringen, stimmen die Harmonien im Körper, ist der gleichmäßige Fluß der Energien und Körpersäfte möglich.

Steinheiler benutzen den Rauchquarz, um Gifte und negative Strahlungen aus dem Körper zu ziehen. Dazu wird dem Patienten unter beide Fußsohlen ein Rauchquarz gelegt und zwar mit den Kristallspitzen vom Körper weg. Gut ist es auch, zusätzlich einen Rauchquarz in jeder Hand zu halten und einen auf das Stirn-Chakra zu legen.

Weil diese Behandlung die Steine sehr beansprucht, sollte man ihnen aber nach der Behandlung eine gründliche Reinigung gönnen. Einige Heiler laden die Steine auch vor der Behandlung noch einmal mit viel Lichtenergie auf. Dazu legt man sie mehrere Stunden in die pralle Sonne.

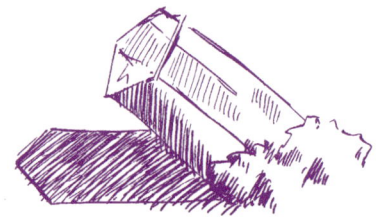

Der Rosenquarz

Das zarte Rosa dieses Kristalls erfüllt die Seele mit Zuversicht, Zärtlichkeit und Sanftheit. Streß, Hetze und dunkle Ängste verlieren ihre Bedrohung, wenn wir den Rosenquarz in seiner vollen Schönheit annehmen und seine Schwingungen auf uns wirken lassen.

Der Rosenquarz läßt uns aber auch die Herrlichkeit der Kunst und der Musik nachempfinden. Durch ihn können wir die Schöpfungsgeschichte mit dem menschlichen Geist nachvollziehen.

In der Lithotherapie wird der Rosenquarz bei psychosomatischen Herzstörungen angewandt. Dazu werden ein oder drei kleinere Rosenquarze auf das Herz-Chakra gelegt. Auch bei Prellungen ist eine Behandlung mit Rosenquarz erfolgreich.

Die indischen Heiler setzen schon seit Jahrhunderten den Rosenquarz in Verbindung mit Gold gegen Multiple Sklerose ein. Sie erreichen damit zwar auch keine hundertprozentige Heilung. Die Lähmungserscheinungen verzögern sich aber sehr deutlich und die Patienten haben eine positivere Einstellung zu der Krankheit und kommen mit ihrer Behinderung viel besser zurecht.

Der Rubin

Kaum ein Stein ist bei den Menschen so beliebt und begehrt wie der dunkelrote, oft mit einem feinen bläulichen Schimmer ausgestaltete Rubin oder Karfunkel, wie er auch genannt wird. Er ist das Symbol für Liebe in jeder Form. Er zeigt uns die Urkraft der Sexualität, erhöht die Freude und die Kreativität. Die Liebe, die der Rubin erweckt, ist voller frischer Kraft und ohne jede Arglist.

Wer sich müde und erschöpft fühlt, wer keine Zukunft mehr für sich sieht und ohne Zuversicht ist, dem kann der Rubin die Lebenskraft des Wurzel-Chakras auffrischen und erneuern. Der Rubin unterstützt Tapferkeit und Mut.

Die Weisheit und die Kenntnisse der Steinheiler alter Zeiten lassen sich auch heute zum Teil durch medizinische Untersuchungen bestätigen. Das rote Feuer des Rubins stärkt die Herztätigkeit und regt die Durchblutung an.

Bei Kopfschmerzen empfiehlt die heilige Hildegard, einen Rubin zweimal täglich 45 Minuten lang auf das Scheitelzentrum zu legen.

Sobald eine Erwärmung der Stelle bemerkt wird, sollte man den Stein aber entfernen.

Rubin-Wein schützt vor Ansteckungen und stärkt das Immunsystem. Der Rubin-Wein wird mit trockenem Rotwein angesetzt, in den man vier Tage lang einen Rubin legt. Der Wein sollte in einer abgedunkelten Kammer bei höchstens zehn Grad Celsius ziehen. Nach vier Tagen nimmt man jeden Abend vor dem Schlafengehen ein kleines Glas Rubin-Wein. Lassen Sie den Stein ruhig im Wein liegen. Er wird dadurch nur noch wirkungsvoller. Danach braucht der Rubin aber unbedingt eine Reinigung und neue Energieaufladung. Dazu wird er unter fließendes Wasser gelegt, anschließend am besten in einer klaren Mondnacht in das helle Mondlicht. Das macht ihn wieder stark, seine Frequenzen haben dann die besten Schwingungen.

Der Saphir

Der Saphir ist die blaue, hellblaue oder grünliche bis gelbe Abwandlung des Korunds. Am begehrtesten ist der kornblumenblaue Saphir. Er birgt in sich all die Farben des Himmels, und diese glückbringenden Farben haben auf die menschliche Seele einen positiven Einfluß. Er ist dem sechsten oder Stirn-Chakra zugeordnet und öffnet uns die Augen für die göttliche Schöpfung und die ewige, unvergängliche Liebe. Wir erkennen das Göttliche in den kleinsten Einzelheiten der Schöpfung, in jeder Pflanze, in jedem Tier, aber auch in jeder dieser wunderbaren heilkräftigen Mineralien.

In der modernen Lithotherapie werden grundsätzlich nur ungefaßte Saphire benutzt. Die Metall-Legierungen der Fassungen können die Schwingungen und die Strahlung des Saphirs stören.

Bei unreiner Haut und Hautallergien ist es zu empfehlen, regelmäßige Waschungen mit Saphir-Wasser vorzunehmen. Dazu wird in ganz frisches Wasser ein Saphir gelegt. Lassen Sie ihn einige Minuten ziehen, um dann die unreine Haut mit diesem Wasser immer wieder anzufeuchten.

Der Saphir kann aber auch die Konzentration und die Lernfähigkeit steigern. Dazu nimmt man einen Saphir morgens so lange in den Mund, bis der Stein sich auf Körpertemperatur erwärmt hat. Anschließend wird der Stein direkt in eine mit Tau und Rosenblättern gefüllte Schale gelegt und gut abgedeckt. Am Abend legt man einige dieser Rosenblätter unter sein Kopfkissen. Die Kur sollte man gut sechs Wochen durchhalten. Dann ist eine Pause von ein bis zwei Monaten nötig.

Diese Erholung braucht auch der Saphir. Nach der Wasserreinigung benötigt er dringend eine neue Energieaufladung. Besonders stark werden seine Kräfte, wenn Sie ihn jeden Morgen zur Stunde des Sonnenaufgangs in den Tau legen und ihn in der Sonne lassen, bis er sich gut aufgewärmt hat. Dadurch wird seine Lichtintensität gestärkt und die Schwingungen werden kraftvoller.

Der Smaragd

Die Mineralogen ordnen den Stein den Beryllen zu, weil seine chemische Zusammensetzung genau dieser Gruppe der Mineralien entspricht. Seine grüne Farbe erhält er durch die Beimischung von Chromoxyd. Nur dann ist es ein reiner Smaragd, der seine Schwingungen und Strahlungen zu unserem Wohl aussenden kann. Sein Grün ist das Symbol für Wachstum und Weiterentwicklung, der Smaragd verhindert Stillstand und Rückentwicklung. Er treibt uns an zum Streben nach dem Edlen, Schönen und Reinen.

Doch der Smaragd muß in die richtigen Hände kommen. Willensschwache Menschen kann er anfeuern, aber ehrgeizige und machtsüchtige Menschen kann er zu falschem Tun antreiben. Sie kennen dann keinen Halt mehr, um ihre ganz privaten und eigenen Ziele zu verfolgen. Ihr Ehrgeiz und ihre Machtlust werden ins Unermeßliche gesteigert. Sie stürzen dann sich und andere ins Unglück.

In der Heilkunde wurde der Smaragd seit Menschengedenken zur Verjüngung und zur Regeneration angewendet. An indischen Fürstenhöfen wurden im Harem ganze Bäder aus Smaragd gebaut und die Prinzessinnen trugen immer einen Smaragd bei sich. Auch Salben und Mixturen wurden mit gemahlenem Smaragd versetzt oder in kostbaren Smaragd-Dosen aufbewahrt.

Heute wird der Smaragd besonders häufig bei Augenleiden eingesetzt. Eine Smaragdscheibe, auf überanstrengte Augen gelegt, läßt sie nach einer halben Stunde wieder strahlen und glänzen. Bei entzündeten Augen hilft eine Spülung mit frischem Smaragd-Wasser. Auch bei Hautallergien und unreiner Haut hat Smaragd-Wasser eine heilende Wirkung gezeigt.

Damit der Smaragd seine ganze Wirkung entfalten kann, muß er auf der bloßen Haut getragen werden.

Um die Kräfte des Steins zu erhalten, sollte er regelmäßig gereinigt und neu aufgeladen werden.

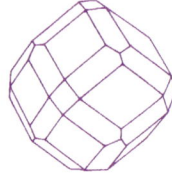

Der Sodalith

Der Sodalith ist ein dunkelblauer Stein mit grauen oder weißen Einschließungen. Die dichten Schwingungen dieses Steins verbürgen eine enge Verbindung zwischen Licht und Materie. Er ist für jene Menschen gut, die gern an ihre eigene Phantasie glauben und so die Verbindung zur Realität leicht verlieren. Ihnen hilft der Sodalith, mit den Füßen auf dem Boden der Tatsachen zu bleiben.

Der Stein vermittelt auch Ruhe und Standhaftigkeit. Das verhilft uns dazu, unserer Meinung treu zu bleiben, einen Standpunkt fest, aber nicht starrköpfig zu vertreten.

In der Heilkunde wird der Sodalith benutzt, um seine beruhigenden und ausgleichenden Schwingungen auf das Drüsensystem des Stoffwechsels zu übertragen. Besonders Kinder, die durch eine falsche Ernährung mit zuviel Zucker und zuviel Kohlenhydraten übermotorisch werden und in der Schule kleine Zappelphilippe sind, kann man mit dem Sodalith sehr gut zur Ruhe bringen. Lassen Sie das Kind einen Sodalith auf der bloßen Haut tragen.

Auch hat es sich seit langem schon bewährt, Kindern mit leichten Störungen im Bewegungsablauf täglich einen »Sodalith-Trank« zu geben.

Dazu wird Honig mit etwas Lindenblütentee verrührt. In diese Mischung legt man einen Sodalith und läßt ihn sieben Tage darin ruhen. Der Topf muß fest verschlossen sein und sollte im Dunkeln stehen. Wenn die sieben Tage um sind, geben Sie Ihrem Kind jeden Morgen einen Teelöffel dieses Extrakts. Der Stein bleibt im Gefäß liegen. Erst wenn der Saft verbraucht ist, muß man den Stein einer gründlichen Reinigung unterziehen und anschließend ein längeres Lichtbad nehmen lassen. Aber bitte auf keinen Fall in der prallen Sonne. Er liebt den Halbschatten.

Das Stirnzentrum wird mit dem blauen Sodalith entspannt und zur Ruhe gebracht.

Das Tigerauge

Es ist die anheimelnde Wärme des goldgelben Tigerauges, die es uns so vertraut und angenehm macht. Es stillt unsere Sehnsucht nach Geborgenheit und Sicherheit. Aber es lehrt uns auch, daß Geborgenheit keine Frage der materiellen Werte ist. Die Geborgenheit der Gedanken und Gefühle bei der geliebten Person, das Vertrauen in die Freunde, welche Bedeutung sie haben – all das lehrt uns das Tigerauge.

Sein seidiger Glanz, der bei jeder Bewegung einen anderen Lichtschimmer bekommt, läßt ihn lebendig erscheinen. So ist der Stein auch ein Symbol für Bewegung und Fortschritt. Er macht den Geist und die Seele weit für Neues und Unbekanntes. Er nimmt uns die Angst vor dem Fremden.

In alten Zeiten war das Tigerauge der Stein der Reisenden und Entdecker. Auch die Kreuzritter trugen ein Tigerauge bei sich. Es sollte ihnen Mut machen und ihnen in der Fremde das Gefühl der Geborgenheit geben, das ihnen weit von der Heimat so fehlte.

In der Heilkunde wird das Tigerauge bei Erkältungen und Infektionen der Lunge angewandt. Seine Wärme überträgt sich auf den Körper und stärkt die Abwehrkräfte. Bei einer ernsteren Erkrankung sollte der Stein, nachdem er in der Sonne aufgewärmt wurde, auf die Lungenregion gelegt und mit einem weichen Wolltuch abgedeckt werden. Zwischendurch immer wieder den Stein reinigen, besonders wenn der Patient fiebert. Alle fünf Stunden braucht der Stein dann, um seine Heilkräfte zu bewahren, ein kühlendes Wasserbad und dann einige Ruhe in der Sonne. Nur so kann er seine heilenden Schwingungen erhalten. Überanstrengt man ihn, wird er trüb, die Schwingungen sind dann zu schwach, um noch heilende Wirkung zu haben.

Der Topas

Man nennt ihn auch Gold-, Imperial- oder Edeltopas. Er ist dem dritten Chakra oder Solarplexus-Zentrum zugeordnet. Seine Strahlen verbinden wir mit den alles belebenden und erwärmenden Sonnenstrahlen. Genau wie ein Frühlingstag nach langer Winterzeit belebt der Topas unsere Energie, gibt uns neuen Schwung und macht uns bereit, neue Aufgaben und Ziele in Angriff zu nehmen. Diese Kraft verleiht dem Menschen Optimismus und gibt ihm gute Erfolgschancen.

Das Genie Michelangelo hatte eine enge Beziehung zum Goldtopas.

Er sagte einmal:
»Der Topas ist der Stein, der uns den Weg zum Goldenen Schnitt zeichnet. Er ist die Mitte zwischen Himmel und Erde, er spricht die Mitte des menschlichen Körpers an und seine Schwingungen bringen uns in die Mitte der Welt des Geistes.«

Er lehrt uns, die Fülle der Natur und der menschlichen Gefühle und Gedanken in ihrer Einheit mit dem Kosmos in einen inneren Einklang zu bringen, der den Organismus stärkt und gegen Infektionen und Bakterien ebenso immun macht wie gegen schädliche Strahlungen und böse oder niederträchtige Gefühle.
Die Edelstein-Therapie setzt den Topas gerne ein, um Spannungen und Störungen im Solarplexus-Zentrum zu beseitigen. Bei Lethargie und Antriebslosigkeit kann der Topas den Menschen zu neuen Ufern treiben.
Auch bei einer Überforderung der Geschmacksnerven kann der Topas gute Dienste leisten. Man nehme jeden Morgen einen Topas in den Mund. Am besten schiebt man ihn in die Backentasche und läßt ihn dort liegen. Nur bei den Mahlzeiten wird er herausgenommen.
Durch seine besonders starken Strahlungen und seine gleichmäßigen Schwingungen kann der Topas bei Masern und Mumps zu einer erstaunlichen Heilwirkung führen. Dazu wird der Topas in eine Mischung aus Milch und weißem Wein gelegt, nach zehn Minuten nimmt man den Topas heraus und legt ihn unter fließendes Wasser. Mit dem Milch-Wein-Gemisch macht man eine Kompresse, die auf die Wangen und um den Hals-Kehlbereich gelegt wird. Nach wenigen Minuten wird der Patient Linderung und Ruhe finden.

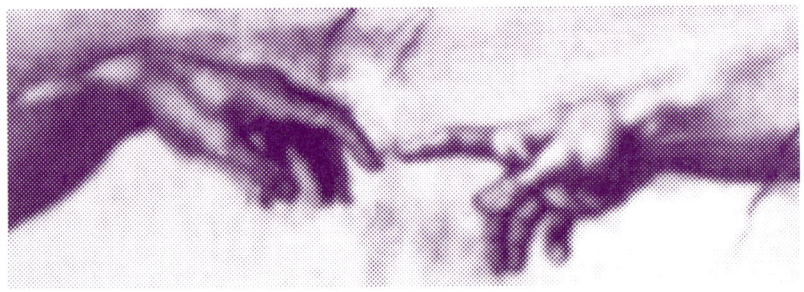

Der Türkis

Der Türkis ist dem fünften Chakra oder Halszentrum zugeordnet. Seine zarten und doch so strahlenden Farben geben uns die Möglichkeit, das intuitive Wissen in uns zu wecken. Mit seiner Kraft gibt er uns die Fähigkeit, unsere Ideen und Gedanken ganz klar zu formulieren. Seine aufbauenden und positiven Kräfte sind in der Lage, stärkende Energien aus dem Kosmos auf den Organismus und den Geist zu übertragen.

Diese Energien geben dem Menschen Optimismus und damit auch eine positive Ausstrahlung. Auf diese Ausstrahlung der Zufriedenheit und der Harmonie reagiert dann seine Umwelt ebenso positiv.

In alten Kulturen war der Türkis immer als Heil-Glücksstein bekannt. Wenn die Männer zur Jagd gingen oder in den Kampf zogen, gaben ihnen ihre Frauen einen Türkis mit. Der sollte sie vor Niederlagen und vor Jagdpech schützen.

Heute wird der Türkis in der Heilkunde zur Behandlung von Lungen- und Halsleiden eingesetzt. Dazu wird der Türkis bei Halsleiden auf das Hals-Chakra gelegt. Besonders hat er sich bei Kommunikationsschwierigkeiten bewährt. Stotternden oder lispelnden Kindern hängt man einen Türkis an einer kurzen Kette um. Die Kette sollte aber möglichst aus einer besonders reinen Legierung sein. Wer die nicht hat, nimmt besser ein weiches Lederband. Die Metall-Legierungen können die weitläufigen Schwingungen des Türkis stören und damit die Heilung verzögern.

Zur intensiveren Behandlung wird der Türkis außerdem jeden Morgen und jeden Abend fünfzehn Minuten auf das Hals- und auf das Herz-Chakra gelegt.

Der Turmalin

Die verschiedenen Turmaline haben auch unterschiedliche Bezeichnungen. Der schwarze ist als Schörl bekannt, der grüne ist als Verdelith bekannt, der rote als Rubbelit, der farblose als Achroit, der braune als Uvit und der blaue als Indigolith.

Jeder dieser verschiedenen Turmaline hat eine andere und wichtige Bedeutung in der Heilkunst. Die Einflüsse auf die Schwingungen und Ströme der Energien im menschlichen Mikrokosmos sind jeweils unterschiedlich. Deswegen muß auch dem Turmalin etwas mehr Platz eingeräumt werden.

Der Turmalin ist ein Kristall, der in stabähnlicher oder Säulenform aufgebaut ist. Er ist das Symbol für Fortkommen und Erfolg. Die Schwingungen des Turmalin werden bestimmt durch die feinen Längsrillen. Diese Frequenzen sind für Körper, Geist und Seele von großer Bedeutung. Weil sie aber verhältnismäßig schwach sind, fordert der Turmalin Konzentration und Aufmerksamkeit.

Wenn wir ihm diese widmen, erweckt seine Energie in uns neue Kräfte und die Möglichkeit, Energien des Kosmos aufzunehmen. Dadurch werden Blockaden und feste Denkmuster aufgerissen. Der Mensch ist befreit und kann sich Neuem und spirituellen Erfahrungen öffnen.

Der rosa Turmalin sensibilisiert das Herz für die feinen Schwingungen der Liebe, läßt den Menschen hoffnungsfroh und glücklich in die Zukunft schauen. Spiel, Tanz und Musik werden in ihrer ursprünglichen Freudigkeit genossen und schaffen dadurch Entspannung.

Der schwarze Turmalin hat eine besondere schützende Wirkung. Er leitet schädliche Energien und Einflüsse von den Menschen ab. Dabei absorbiert er diese negativen Schwingungen aber nicht, wie manche anderen Steine, sondern leitet sie in die Natur um. Die Tier- und Pflanzenwelt kann diese Energien und Strahlungen weit besser verarbeiten als der Mensch. Mit seiner Kraft unterstützt der schwarze Turmalin aber auch die positiven Energien, verleiht dem Menschen Disziplin und Standhaftigkeit. Menschen, die sich schwer tun, ihren Pflichten nachzukommen, wird ein schwarzer Turmalin als Anhänger empfohlen.

Der grüne Turmalin hat von allen grünen Steinen die größte Fähigkeit, unsere Energiezentren zu beleben, sie für Schwingungen und Strömungen zu öffnen, die verjüngen und beleben. Ausgestattet mit dieser neuen Kraft, erreicht der Mensch seine gesetzten Ziele, gewinnt Wohlstand und Ruhm. Der grüne Turmalin hat ausgleichende Wirkung auf den Blutdruck. Bei Bluthochdruck empfiehlt es sich, den grünen Turmalin in Bachblütenessenzen zu legen. Die Vereinigung der Mineral- und der Pflanzenwelt unterstützt die Heilung mit dieser sanften und wirksamen Therapie.

Bei geschwollenen Füßen und Beinen hilft der rosarote Turmalin. Dazu wird ein Stein, möglichst ein ungeschliffener, auf die Knie gelegt und einer unter die Füße. Diese Behandlung nimmt man dreimal täglich vor, bis eine fühlbare Besserung eingetreten ist.

Der blaue Turmalin unterstützt die Fähigkeit, spirituelle Erfahrungen zu sammeln. Er macht den Geist frei und läßt den Menschen offen werden für die Schönheiten der Natur. Wer den blauen Turmalin bei sich trägt, wird Farben und Töne viel bewußter als zuvor wahrnehmen.

In der Heilkunde wird der Turmalin für die Stärkung des Immunsystems eingesetzt. Er versorgt Körper und Geist mit neuen Energien. Besonders hat er sich bei der Behandlung von Gleichgewichtsstörungen bewährt. Dazu wird der Turmalin auf die Ohren und auf das Stirn-Chakra gelegt. Am besten wirkt in diesem Fall der schwarze Turmalin.

Der Zitrin

Der goldgelbe Zitrin (auch Citrin) schenkt uns mit seiner Farbe einen Sonnenstrahl. Seine Wirkung kann durch eine Fassung aus Gold noch erhöht werden. Seine hellen Farbtöne sensibilisieren die Schwingungen des Solarplexus oder dritten Chakras. Unterdrückte Gefühle, nicht ausgelebte Emotionen, Überforderung und Streß machen sich durch Ängste, Schlaflosigkeit und Unruhe bemerkbar. Hier kann der Zitrin ein wunderbarer Helfer sein. Er hilft dem Menschen, unnötigen Ballast abzuwerfen und mit neuem Schwung sein Lebensziel anzusteuern. Diese neue Energie gibt uns innere Ruhe und Frieden, löst Verspannungen und Blockaden im Solarplexusbereich.

In der Heilkunde wirkt der Zitrin besonders bei Beschwerden im Verdauungsbereich. Seine reinen und klärenden Schwingungen sorgen für Entgiftung. Seine harmonisierende Wirkung macht sich auch bei Zuckerkranken bemerkbar. Er greift regulierend in die Ausschüttung von Insulin ein. Deswegen wird Diabetikern von den Heilern empfohlen, ständig einen goldgelben Zitrin auf dem Solarplexus zu tragen.

Regeln und Tips für die Selbstbehandlung mit Edelsteinen

1. Zur Eigenbehandlung mit Edelsteinen sollte man sich viel Zeit und Ruhe nehmen. Wer auf die Unterstützung von einem kundigen Heiler verzichtet, muß dafür sorgen, daß er nicht gestört wird. Eine Behandlung mit Edelsteinen kann niemals erfolgreich sein, wenn man sich nicht wirklich darauf konzentriert. Wer die Therapien quasi »im Vorbeigehen« anwenden will, wird die Heilkraft der Edelsteine niemals erfahren.

2. Nehmen Sie die Behandlung nur in einem Raum vor, in dem Sie sich wohlfühlen. Das Zimmer sollte frisch gelüftet sein und die für Sie angenehmste Temperatur haben. Je nach Belieben kann man auch eine Duftlampe aufstellen oder eine Räucherkerze anzünden. Sanfte Musik im Hintergrund wirkt auf viele Menschen beruhigend und entspannend. Außerdem können dadurch die Schwingungen der Energiezentren und der Steine harmonisiert werden.

3. Alle Steine sollten vor der Behandlung noch einmal gereinigt worden sein, wenn nötig eine neue Aufladung bekommen haben.

4. Versuchen Sie, sich ganz auf die Steine zu konzentrieren, schließen Sie die Augen und rufen Sie sich die Farben und Strahlen der Energiequellen vor Ihr geistiges Auge. Die Probleme des Alltags, den täglichen Streß sollten Sie in dieser Zeit möglichst aus Ihren Gedanken verbannen.

5. Kontrollieren Sie während der ganzen Behandlung Ihren Atem und Ihr Körpergefühl. Beschäftigen Sie sich in Gedanken ganz bewußt nur mit sich selbst. Hören Sie auf die inneren Stimmen. Die Wirkung der Edelsteine vollzieht sich zwar meist sehr leise und zuerst kaum wahrnehmbar. Mit der Zeit werden Sie aber mehr und mehr die einzelnen Schwingungen empfinden.

6. Wenn Sie sich selbst Steine aussuchen, machen Sie sich vorher mit Ihrem momentanen Zustand vertraut. Versuchen Sie herauszufinden, was Sie quält oder bedrückt, welche Schmerzen Sie spüren und wodurch sie hervorgerufen werden.

7. Die Behandlungsdauer mit Edelsteinen ist sehr individuell. Der sensible Mensch wird eher die feinen Schwingungen der Steine spüren, eine angenehme Wärme kann den ganzen Körper durchströmen.

Tips zur Herstellung von Edelsteinwasser

1. Füllen Sie ein Trinkglas oder ein Glasgefäß (oberer Rand-Durchmesser mindestens fünf Zentimeter) mit frischem Quellwasser, destilliertem Wasser oder stillem Mineralwasser.

2. Legen Sie den ausgesuchten Edelstein in das Glasgefäß mit Wasser und stellen Sie, wenn nicht vorher anders angegeben, das Gefäß auf einem weißen Tuch eine Stunde zur Mittagszeit ins Sonnenlicht. Sollte die Sonne nicht scheinen, verlängert sich die Herstellungsdauer auf 24 Stunden.

3. Um den Energieaustausch zu verstärken, legen Sie vier Bergkristallspitzen in Kreuzform so um das Gefäß herum, daß ihre Spitzen zum Glas zeigen. Die vier Kristalle stehen für die vier Himmelsrichtungen.

4. Reiben Sie Ihre Hände aneinander und halten Sie sie ungefähr drei bis fünf Minuten über das Glas. Stellen Sie sich dabei Licht in der Farbe des Steines vor und denken Sie daran, wie dieses Licht über Ihre Hände in das Wasser strömt.

5. Um die Kräfte aus dem Pflanzen- und Mineralreich zu kombinieren, können Sie dem Edelsteinwasser auch Blütenessenzen beigeben. Sehr gut eignen sich dafür Bach-Blüten, kalifornische Blüten oder Orchideenessenzen.

PLANETEN, TIERKREISZEICHEN UND »IHRE« EDELSTEINE

GEHEIMNISVOLLE KRÄFTE VERBINDEN DIE PLANETEN MIT DEN EDELSTEINEN

Zu allen Zeiten und in allen Kulturen haben die Menschen die geheimnisvolle Kraft der Edelsteine und ihre Verbindung zu den Planeten gekannt. Die enge Beziehung zwischen den Schwingungen der Planeten und der Mineralien geht auf uns Menschen über. Das Licht der Sterne und ihr Einfluß auf den Charakter der Menschen ist bekannt. Doch darüber, welcher Edelstein zu welchem Sternzeichen paßt, herrscht große Verwirrung, zu deren Klärung wir aber in folgendem Kapitel beitragen wollen.

Die Zuordnung der Edelsteine zu den Planeten und Tierkreiszeichen

Was zunächst verwirrend erscheint, läßt sich leicht erklären: Erstens kannte nicht jede Kultur dieselben Steine und zweitens wird jeder Stein, wie auch jede Pflanze und wie auch wir Menschen, von jedem der neun Planeten beeinflußt. Trotzdem kann man auch die Edelsteine den Planeten zuordnen. Dazu muß man allerdings berücksichtigen, daß sich die jeweilige Zuordnung auf den planetarischen Haupteinfluß bezieht.

In der auf den Menschen bezogenen Astrologie machen wir das ebenso. Wer sich mit Horoskopen beschäftigt, kennt natürlich sein Sternzeichen. Aber wer sich ausführlicher damit beschäftigt, der weiß natürlich, daß wir von allen Planeten beeinflußt werden, besonders von denjenigen, in denen der Aszendent oder der Mond steht. Wenn man das beachtet, versteht man auch, warum manche Menschen nicht die typischen Eigenschaft ihres Sternzeichens haben, sondern die Einflüsse eines anderen Zeichens viel stärker zum Vorschein treten. Denn die Ansammlung mehrerer Planeten oder die starke Besetzung eines

Hauses im Horoskop können unseren Charakter ganz wesentlich beeinflussen.

Für die heilende und glückbringende Wirkung ist nicht so sehr die chemische Zusammensetzung eines Steines maßgeblich. Viel wichtiger ist das in ihm enthaltene oder von ihm ausgestrahlte Lichtspektrum. Dieses Spektrum zeigt den dominierenden Planeten an, und als feiner, eher unterschwelliger Schimmer weist es auch auf die nächsteinflußreichsten Planeten hin.

Der Widder

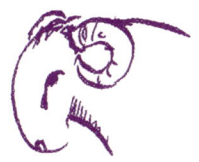

Er möchte der Erste und der Beste sein – und meistens schafft er das auch.

Der Widder ist ein positiver Willensmensch. Und so lebt er auch. Beharrlich verfolgt er seine Ziele. Und legt man ihm Stolpersteine in den Weg, wird er jeden zur Seite rollen. Widder sind wie Stehaufmännchen. Sie verlieren nie ihr Ziel aus den Augen, weder im Privatleben noch im Berufsleben. Mit viel Schwung setzt sich der Widder für reale und greifbare Ziele ein. Dabei ist er dann oft von erstaunlicher Findigkeit. Ihren jugendlichen Elan bewahren sich die meisten Widder-Menschen bis ins hohe Alter. Oft fangen sie noch nach dem Rentenalter ein ganz neues Leben an – aber nur, wenn sie darin einen vernünftigen Sinn und ein Vorteil sehen.

Als starker Willensmensch fühlt sich der Widder allerdings schnell unglücklich, wenn er die Zügel nicht mehr in der Hand hat. Deswegen fällt es ihm auch schwer, sich völlig hinzugeben. Hingabe ist für ihn ein Zeichen der Schwäche und Untätigkeit. Stellt er an sich selbst eine Schwäche fest, dann wird er leicht launisch und aufbrausend. Damit will er aber nur die Unzufriedenheit mit sich selbst überdecken. So einen launischen Ausbruch muß man einem Widder jedoch nicht nachtragen. Denn nachtragend ist auch der Widder nicht.

Auch sonst haben Widder viele gute Eigenschaften. Sie zeigen Ausdauer, Großzügigkeit, Gerechtigkeitsgefühl und Offenheit. Mit letzterer gehen manche Widder aber leicht zu weit. Worüber der Widder noch schallend lachen kann, das ist für den einen oder anderen schon eine ungehörige Taktlosigkeit. Wenn der Widder aber bemerkt, was er angerichtet hat, entschuldigt er sich sofort.

Die Edelsteine der im Zeichen des Widder Geborenen:

Der Amethyst kann ein guter Ergänzungsstein für den Widder sein. Er läßt ihn die Hingabe erlernen und bringt ihn auf den Weg zu seinen inneren spirituellen Werten. Verbunden mit seiner Willenskraft und mit der roten Kraft des Amethysts kann der Widder dann Wahrheiten verwirklichen, die seiner Lebenskraft und seinem Handeln entsprechen.

Der Blutstein verhilft dem Widder zur Reinigung und beim Energieaufbau seiner physischen Kräfte. Psychisch stärkt der Blutstein die Geduld und Nachsicht des Widders, ohne seine Lebenskraft und seine Impulsivität zu lähmen. Seinen Wunsch nach einer für alle Menschen gerechten Welt und seinen Einsatzwillen, dafür zu kämpfen, stärkt der Blutstein.

Der Diamant regt mit seinem reinen und strahlenden Licht den Widder an, nach höchster Vollendung zu streben. In diesem klaren Licht kann der Widder aber auch seine Schwächen sehen. Das befähigt ihn, sie bewußt zu bekämpfen. Ob es sich dabei um eine falsche Lebensführung oder um sein manchmal aufbrausendes Talent handelt, der Widder wird zielstrebig, wie er ist, dagegen ankämpfen.

Der Granat fördert mit seinem roten Feuer das Selbstvertrauen des Widders. Er unterstützt ihn bei seinen positiven Aufgaben. Besonders wichtig ist der Granat für den Widder, weil er in seinem Licht die Fähigkeiten des Widders bündelt und ihn so vor Verzettelung behütet.

Der Hämatit bremst den Widder, wenn er seine Ziele zu hoch ansetzt und bringt ihn wieder in Einklang mit der Realität. Und wenn auf den Widder mal schwere Zeiten zukommen, gibt der Hämatit dem Widder wieder Mut und Zuversicht, um sofort wieder zuzupacken. Denn aufgeben will der manchmal dickköpfige Widder nie.

Der Karneol verbindet den Widder mit der Erde und hilft ihm, über alle seine Pläne und Ziele nicht das Hier und Jetzt zu vergessen. Da der Widder auch gerne genießt, wird er sich, mit Unterstützung des Karneols, die für ihn ganz besonders wichtigen Ruhepausen zwischen seinem rastlosen Streben nehmen.

Der Rubin hilft dem Widder, wenn ihm gar nichts mehr einfallen will, um seine gewünschten Ziele zu erreichen. Denn der Rubin fördert die innere Einsicht und die Kreativität.

Der Stier

Eine glückliche Familie, ein Haus im Grünen – das ist für viele Stiere das Größte.

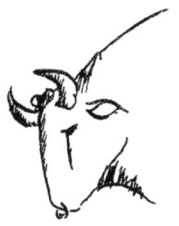

Bevor er irgend etwas tut, denkt der Stier gründlich nach. Überstürzte und schnelle Entscheidungen sind nicht seine Sache. Der Stier-Geborene weiß, daß alles in der Natur seine Zeit braucht, um zur höchsten Vollendung zu kommen. Und so braucht er für sich auch Zeit und Muße, um die Gedanken und Vorstellungen in sich reifen zu lassen. Ist er dann aber einmal in Fahrt, dann kommt er mit Ausdauer und Beharrlichkeit auch immer ans Ziel.

So erdverbunden wie ein Stiermensch meist ist, ist es für ihn auch wichtig, ein intaktes Familienleben zu haben. Für seinen Partner und für die Kinder ist er zu allem bereit und schuftet sich, wenn nötig, gründlich ab.

Veränderungen und Neuerungen steht der Stier skeptisch gegenüber. Deswegen ist es ihm auch wichtig, materiell abgesichert zu sein. Um ja nie in Not zu kommen, dreht er gern jeden Pfennig zweimal um. Deswegen wird der Stier manchmal für geizig und kleinkariert gehalten. Das stimmt aber ganz und gar nicht. Er ist ein treuer Freund und wird im Notfall sein letztes Hemd ausziehen, um anderen zu helfen. Aber normalerweise eben nur im Notfall...

Im Rampenlicht stehen Stiere nicht gerne. Lieber agieren sie in der zweiten Reihe. Im Hintergrund zum richtigen Zeitpunkt die richtigen Fäden zu ziehen, das liegt dem Stier. Dafür haben Stiere auch das richtige Talent. Nach gründlichem Denken haben sie die passende Lösung parat und die ist meistens praktischer Natur. Denn Stiere sind handwerklich begabt.

Stiere sind hart im Nehmen, aber sie können auch hart austeilen. Wenn es dann bei dem Kritisierten zu Tränen kommt, dann allerdings geht das weiche Herz mit dem Stier durch und er nimmt den Getadelten in den Arm.

Die Edelsteine der im Zeichen des Stiers Geborenen:

Der Achat fördert positiv die erdverbundenen und bedächtigen Seiten des Stiers. Unter dem hilfreichen Schutz des Achats kann der Stier seine Vorstellungen in Ruhe umsetzen. Der Stein befähigt ihn auch, mit seinen Gütern vernünftig und seinen Verhältnissen entsprechend umzugehen.

Der Chrysokoll öffnet dem Stier die Augen für die Schönheit der Natur und läßt ihm die Einheit von Himmel und Erde klarer erscheinen. Dadurch werden Schwingungen freigesetzt, die sein ganzes Leben reicher und glücklicher machen. Verspannungen und Beklemmungen werden nicht mehr als so hart empfunden.

Der Diamant gibt dem Stier die Einsicht, höhere Werte und Ideale zu erkennen als die nur auf das persönliche Fortkommen gerichteten Wünsche. Sein klares Licht gibt mit seinen hohen Frequenzen dem Stier die Möglichkeit zur Identifikation mit dem höheren Teil seines Ichs.

Der Malachit macht es dem Stier leichter, Veränderungen und Neuerungen zu verkraften. Er zeigt ihm, daß im Kosmos alles im stetigen Wandel ist. Und daß der Mensch, als ein Teil des Kosmos, sich ständig auch verändert und verändern muß. Der Stier lernt so, die ewigen Kreisläufe besser zu verstehen und sie damit auch zu akzeptieren.

Der Rosenquarz unterstützt die Liebe zum eigenen Körper und läßt den Stier etwas liebevoller und rücksichtsvoller mit sich selbst umgehen. Wenn ihn beruflicher Streß und private Sorgen plagen, kann der Stier vom Rosenquarz Entspannung und Erleichterung bekommen. Das macht ihm den Kopf frei für klare Gedanken und neue Überlegungen, um die anstehenden Probleme zu lösen.

Der Smaragd schenkt mit seinem Grün dem oft etwas zu bedächtigen Stier die Frische und Jugend von Frühlingsgrün. Er verhilft ihm zur Einsicht und beschleunigt seine Überlegungen, weil er die Konzentration des Stiers fördern kann.

Der Obsidian in der rotbraunen Variante vermittelt dem Stier das Gefühl, auf festem Boden zu stehen. Das macht es ihm leichter, die Veränderungen und die Wechselläufe des Lebens hinzunehmen. Auch fördert er durch seine Schwingungen das Wissen um die Einheit von Licht und Materie und gibt so Selbstvertrauen.

Der Zitrin mit seiner warmen und sanften Ausstrahlung gibt dem Stier das Gefühl der Geborgenheit und der Sicherheit, das er so sehr braucht. Und weil der Stier gerne und gut ißt, hilft ihm der Zitrin bei der nötigen Entgiftung der Körpersäfte, was zugleich zu einer Klärung der Haut führt.

Der Zwilling

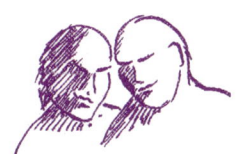

Er liebt das Neue, will alles genau wissen – und wenn es nur die Busfahrpläne von Oklahoma sind.

Es gibt so vieles, was man erleben, erfahren und lernen kann. Und alles interessiert den Zwilling. Menschen, die im Zeichen des Zwillings geboren wurden, sind mitteilsam und sehr gesellig. Sie finden auch schnell Kontakt, haben keine Scheu, mit wildfremden Menschen ernste Probleme zu bereden und verstecken auch ihre eigenen Schwierigkeiten nicht. Sie können sich gar nicht vorstellen, daß ein Mensch an den Schwierigkeiten und Problemen anderer nicht interessiert sein könnte.

Seine größte Begabung ist der Umgang mit der Sprache. Er kann mit Worten ausdrücken, was andere noch nicht einmal in ihren Gedanken klar fassen können. Alle Erlebnisse und Eindrücke muß und will er sofort in Worten festhalten. Sein scharfer Verstand macht es ihm möglich, Probleme und Standpunkte von allen Seiten zu betrachten. Er läßt sich nicht von festen Denkmustern umklammern.

Diese innerliche Freiheit und die vielen Gedankensprünge können aber auch leicht zu Zwiespältigkeit führen. Vom Kopf her haben sich die Zwillinge dann ganz vernünftig und realistisch für eine Sache entschieden, oft aber werfen sie plötzlich alles wieder um.

Der Zwillingsmensch ist ein Gemütsmensch durch und durch: charmant, geistreich, schlagfertig und voller Phantasie. Sein Wissensdurst läßt ihn ständig auf der Suche nach neuen Attraktionen sein. Und er wird auch immer der erste sein, der weiß, was »in« und was »out« ist. Berufliche Erfolge wird er in allen Berufen finden, die Kreativität, Aufgeschlossenheit, Flexibilität und Kommunikationsfähigkeit voraussetzen. Da ist der aufgeschlossene Zwilling in seinem Element. Aber auch der Umgang mit jungen Menschen fällt einem älteren Zwilling besonders leicht. Da erfährt er ja wieder etwas Neues und kann sein Wissen weitergeben.

Die Edelsteine der im Zeichen des Zwillings Geborenen:

Der Aquamarin führt den Zwilling zu einer inneren Einheit mit seinem tiefsten Wesen. Er vermittelt dem weltoffenen und wißbegierigen Zwilling ein Gefühl der Freiheit und Unbegrenztheit. Mit dem Aquamarin als Unterstützung kann der Zwilling auch Widrigkeiten und Begrenzungen seiner geistigen Freiheit überstehen.

181

Der Bergkristall ist der vollendete Träger reinen Lichts. Sein klarer ungebrochener Strahl enthält alle Farben des Regenbogens. Er läßt das Wesen des Zwillings zur höchster Klarheit wachsen und fördert seine Fähigkeit zur inneren Einkehr und zur Meditation. Dadurch wird die geistige Fähigkeit des Zwillings in die richtige Richtung gebracht.

Der Bernstein schenkt dem Zwilling Ruhe bei der rastlosen Suche nach Neuem und bisher Unentdecktem. Seine warmen Strahlen und die Schwingungen seines Lichts geben dem Zwilling die nötige Zuversicht, seine Pläne verwirklichen zu können. Wenn der Zwilling einen Bernstein bei sich trägt, wird er auch weniger sprunghaft sein.

Der Chalcedon in der blau-weißen Variation schenkt den im Zeichen des Zwillings Geborenen innere Gelassenheit. Er macht sie hellhörig für die inneren Stimmen und hellsichtig für die Schönheit der Farben. Er läßt die Sprache ruhiger und noch präziser werden.

Der Karneol ist für den Zwilling ein besonders wirksamer Stein. Denn er unterstützt mit seinen lebensfrohen Farben und den lebendigen Schwingungen die geistige Lebendigkeit des Zwillings. Durch die Erdverbundenheit des Karneols wird aber auch gleichzeitig einer möglichen Zersplitterung und Sprunghaftigkeit entgegengewirkt. Der Karneol verschafft dem Zwilling eine sichere Basis, von der aus er seine geistigen Wanderungen unternehmen kann, ohne Gefahr zu laufen, sich auf Irrwege zu begeben.

Der Moosachat eröffnet dem Zwilling die Einsicht und ein Verständnis für die verschiedensten Kulturen und Lebensweisen der Menschen. Das macht ihn fähig, für die Verständigung der Völker und ein friedliches Zusammenleben aller Menschen einzutreten. Er setzt sich ein für die verschiedensten Kunstformen und Musikrichtungen. Mit Unterstützung durch den Moosachat wird dem Zwilling das Verständnis für andere erleichtert.

Das Tigerauge motiviert den Zwilling, den Blick nach innen zu richten und unterstützt seine wache geistige Beweglichkeit. Aber er läßt ihn auch erkennen, daß er die wahre Erfüllung nur im Einklang mit dem Kosmos bekommen kann.

Der Türkis bewahrt den Zwilling vor schädlichen und negativen Einflüssen, die seine Aura leicht stören können. Er kann diese Einflüsse absorbieren und so dem Zwilling seine geistige Reinheit und Frische bewahren.

Der Zitrin hilft dem Zwilling-Geborenen, die Lichtkraft besser zu empfangen. Dadurch wird die Klärung emotionaler Schwierigkeiten und deren Aufarbeitung dem Zwilling besonders erleichtert. Er hilft, spirituelle Wahrnehmungen ins reale Leben umzusetzen und erweitert so die Gefühlswelt des Zwillings.

Der Krebs

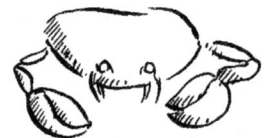

Der häusliche Frieden ist ihm viel wert, aber sein Geld ist allein seine Angelegenheit.

Sicherheit liegt dem Krebs am Herzen. Und deswegen plant er seine Zukunft bis ins kleinste Detail. Dazu gehört für ihn natürlich auch die Beständigkeit, ob im Beruf oder in der Liebe. Mit der Frau, die er nach langem Suchen und genauem Prüfen heiratet, feiert er meist auch die Goldene Hochzeit. Seinen Arbeitsplatz wechselt er nur, wenn er sicher ist, daß am alten kein Karrieresprung in Aussicht und mit Gehaltserhöhungen auch nicht zu rechnen ist.

Der Krebs hat eine sanfte Seele. Er kann sich anderen ganz hingeben, nimmt sich allen wachsenden Lebens an, hütet, pflegt und beschützt es.

Deswegen ist ihm die Geborgenheit in der Familie auch so wichtig. Denn der Krebsmensch läßt sich stark von seinen Gefühlen leiten. Wen er einmal in sein Herz geschlossen hat, dem ist er unerschütterlich treu – und jeder Abschied ist für ihn besonders schwer. Einen großen Verlust kann er nur sehr langsam und mit viel Mühe verarbeiten.

Der Krebsmensch ist jedoch leicht verwundbar. Wenn er angegriffen wird, dann zieht er sich in seinen harten Panzer zurück, statt um sein Recht zu kämpfen. Dann leidet er still, sagt niemandem etwas von seinen Problemen. Allen Kummer behält er bei sich. Es fällt ihm schwer, über seine Sorgen und Ängste zu sprechen. Die Folge: Er leidet überdurchschnittlich oft an Magengeschwüren oder Darmbeschwerden.

Wenn der Krebs so still vor sich hin leidet, dann zieht er sich zum Trost in eine Phantasiewelt zurück und verliert sich in Tagträume. Daraus läßt er sich nur ungern zurückholen, denn gerade hatte er sich die Welt so vorgestellt, daß er darin seinen Platz gefunden hatte.

Der Krebsmensch besitzt eine reiche Phantasie und verfügt über viel Kreativität. Diese kann er aber nur in einer friedlichen und ihm wohlgesonnenen Atmosphäre entwickeln. Wird er nicht gelobt und aufgebaut, ist er blockiert.

Der Krebsmensch kann aber auch unerwartet viel Ehrgeiz entwickeln. So kann er sein Minderwertigkeitsgefühl überwinden, das ihm eine Welt, in der nur materielle Werte und beruflicher Erfolg zählen, überwinden hilft. Dabei kann der Krebs uns ein Vorbild sein.

Mit seiner ausgeprägten Phantasie und seiner äußerst reichen Vorstellungskraft kann uns der Krebs aufs beste die Welt der Sterne, der göttlichen Schöpfung und die Zusammenhänge des Kosmos auf anschauliche Weise vermitteln.

Die Edelsteine der im Zeichen des Krebses Geborenen:

Der Aventurin schenkt dem Krebs-Geborenen Ruhe und Zufriedenheit des Herzens. Wenn in seiner gefühlsbetonten Welt wieder einmal turbulentes Chaos herrscht, dann kann der grüne Aventurin für Ruhe und Ausgeglichenheit sorgen. Er öffnet ihm die Wege zur heilenden Natur, macht den Blick frei für die aufbauenden und harmonisierenden Schwingungen des alles umfassenden Kosmos.

Der Chalcedon in seiner weißen, milchig-silbrigen Variante ist der beste Stein für den Krebs, wenn er in seinen Panzer zurückgezogen der Umwelt sein Leiden nicht mitteilen kann und die negativen Schwingungen loswerden muß. Der Chalcedon gleicht aus, stellt die Harmonie zum Kosmos wieder her. Dann findet der Krebs wieder zur freien Kreativität, kann sich ausdrücken und durchbricht die Blockaden, die sein Panzer ihm aufzwingt.

Der Karneol mit seiner Erdverbundenheit hilft ihm, die für ihn so schweren Abschieds-Erlebnisse zu überwinden. Denn er macht ihn offen für den Wandel der Natur. Er macht ihm immer wieder klar, daß alles im Wandel ist, daß es im Kosmos keinen Stillstand gibt, sondern die ewigen Schwingungen den Lauf des Lebens eines jeden von uns bestimmen.

Die Jade gibt dem Krebs-Geborenen die Kraft, auf seine Gefühle zu vertrauen. Sie gibt ihm die Sicherheit, die er braucht, um seine Phantasie und Kreativität voll zu entfalten. Ein Jadestein oder eine Jadekugel in der Tasche, als Schmeichelstein immer griffbereit, gibt ihm die Zuversicht und die Sicherheit, auch mit dem schwierigsten Chef zurechtzukommen.

Der Mondstein hilft dem Krebs-Geborenen, zu der Einsicht zu kommen, daß der Mensch nur durch angestrebte Vollkommenheit dem Ziel näher kommt. Er holt ihn aus den Tagträumen zurück und zeigt ihm den Weg in die Realität, ohne seinen Weg zur Erleuchtung zu verlassen.

Der Opal zeigt dem Krebs, daß seine Emotionen einer Schwingung des Kosmos entsprechen und berechtigt sind. Nur kann er das schwer seiner Umwelt vermitteln. Denn die Welt der Gefühle ist zum Anfang des Zeitalters des Wassermanns bei seiner Umwelt noch wenig akzeptiert. Der Opal unterstützt den Krebs in seinem Bestreben nach Harmonie.

Der Rhodochrosit mit seiner Mischung aus Rosa und Orange gibt dem Selbstbewußtsein des Krebses neue Kraft. Er öffnet ihm die Augen für bestimmte Dinge und Erfahrungen in seinem Leben, die er nicht sehen will oder nicht wahrhaben möchte. Diese Abwehrhaltung gegenüber den Tatsachen kann schließlich zur Beeinträchtigung des Augenlichts führen. Davor bewahrt der Rhodochrosit.

Der Smaragd gibt dem Krebs Stabilität und bewahrt ihn vor zu starken Gefühlsschwankungen. In seinem Grün spiegelt sich das Symbol des Lebens, und seine Schwingungen bewahren den Krebs-Geborenen vor negativen Einflüssen, können die negativen Schwingungen absorbieren.

Der Sodalith stärkt die Fähigkeit des Geistes. Seine blaue Himmelsfarbe läßt den Krebs bei seinem Überschwang der Gefühle doch immer wieder einen kühlen Kopf bewahren. Außerdem lockt er den Krebs wieder aus seinem Panzer, wenn er sich dorthin mal wieder zurückgezogen hat.

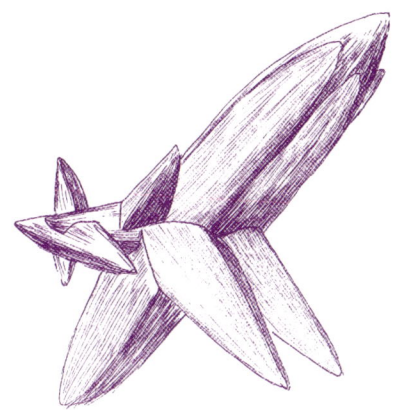

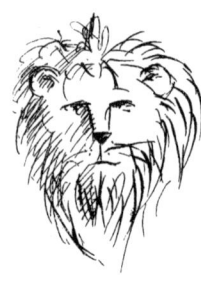

Der Löwe

Er ist ehrgeizig, charmant und genießt die Bewunderung.

Das Zeichen des Löwen wird von der Sonne bestimmt. Sie bestimmt auch seinen Charakter. So wie die Planeten um die Sonne kreisen und ihre wärmenden Strahlen das Leben erwecken, so lebt der Löwe gern in dem Gefühl, Mittelpunkt zu sein. Mit seiner Aura der Kraft und des positiven Denkens steckt er seine Umwelt an. Der Löwe ist diskussionsfreudig und entzieht sich keinem Streit.

Selbstsicher und voller Kraft, weckt er in anderen Menschen Optimismus und Zuversicht.

Nur eines kann der selbständige und unabhängige Löwe nur schwer ertragen: Vorschriften und seine Kreativität einschränkende Anordnungen von Vorgesetzten. Deshalb findet man in Chefetagen überdurchschnittlich viele Löwen. Dort können sie frei entscheiden und sich den eigenen Gesetzen unterwerfen. Dabei bleibt der Löwe aber immer fair und seinen Angestellten gegenüber ein gerechter Chef, der von ihnen viel erwartet, aber nie zuviel.

Nur der Löwe, der den Mittelpunkt und die Symbolik der sonnenbestimmten Aufgabe noch nicht erkannt hat, kann von Bewunderung und Bestätigung abhängig werden. Für ihn ist seine gesellschaftliche Stellung wichtiger als alles andere. Dann wird er skrupellos und wird auf dem Weg nach oben jeden Gegner bekämpfen, Mitleid und Verständnis für andere kann er dann nur sehr schwer aufbringen. Hierfür verbraucht er aber soviel physische wie psychische Kraft, daß er gefährdet ist, sich zu stark zu verausgaben. Dann ist er vollkommen erschöpft, und ein kleiner Schnupfen wird bei ihm gleich zur ernsthaften Krankheit. Er leidet dann sehr und liebt es, wenn er umhegt und gepflegt wird. Denn dann steht er ja wieder im Mittelpunkt.

Weil aber der Löwe charmant und intelligent ist, wird er an sich selbst diese Züge schnell als negativ erkennen und wieder mehr die sonnigen Seiten seines Charakters pflegen, um sich gegen die negativen Schwingungen, die ihn umzustimmen vermögen, besser und besser zu wappnen.

Die Edelsteine der im Zeichen des Löwen Geborenen:

Der Bergkristall schenkt dem Löwen die Kraft, das Zentrum seines Wesens zu finden und die guten Schwingungen zu verstärken. Sein goldgelbes Licht erinnert den Löwen immer wieder an die Strahlen der Sonne, an ihre Wärme und ihr Licht. So findet er in Zeiten der Unzufriedenheit und der Unausgeglichenheit schnell wieder zu der alten Sicherheit und dem ihm eigenen Optimismus zurück.

Der Diamant ist der Stein mit dem klarsten Licht und motiviert den Löwen mit seinen Emotionen und Gefühlen, diesem Licht gleich zu werden. Die gebündelten Strahlen des Diamanten machen dem gern tonangebenden Löwen bewußt, daß wirkliches Herrschen ein unentwegtes Dienen ist, ob das nun im Beruf oder in der Gesellschaft oder im geistigen Bereich stattfindet. Der Löwe wird unter dem Einfluß des Diamanten die höchsten physischen Schwingungen erreichen.

Der Granat hilft dem Löwen, seine Willenskraft und sein Durchsetzungsvermögen zu stärken. Seine Sexualität wird in die richtige Richtung geleitet, so daß er die Tiefe der Liebe in der schönsten Form erlebt. Diese positive Erfahrung überträgt sich auch auf seine Arbeit, und sein Erfolg in all seinem Tun wird gesichert.

Der Peridot verkörpert einen der schönsten und klarsten Grüntöne. Er wirkt verjüngend und stärkt die allgemeinen Abwehrkräfte des Körpers. Aber er unterstützt auch den sonnigen Charme des Löwen, verstärkt die Ausstrahlung seiner optimistischen Aura.

Der Selenit mit seinem sanften Perlmuttglanz lehrt den Löwen Zurückhaltung und Bescheidenheit. Beides sind Eigenschaften, die der Löwe nur schwer zur Vollendung bringt. Trägt er einen Selenit bei sich, wird er damit aber keine Schwierigkeiten haben und besonders charmant und liebevoll auf seine Umwelt wirken.

Das Tigerauge vermehrt die geistige Flexibilität des Löwen und gewährt ihm den Blick in sein Inneres. So entdeckt er seine Schwächen und lernt, seine Grenzen besser zu erkennen. Der Löwe merkt, daß Wohlbefinden und Zufriedenheit nicht nur vom äußerlichen Erfolg und vom Wohlstand abhängen, sondern nur von ihm selbst und seiner geistigen Haltung.

Der Turmalin hat besonders viel Kraft. Die parallelen Linien seiner Struktur leiten elektrische Strahlen von Licht weiter, die sofort in positive Energieflüsse umgewandelt werden. Deswegen hilft der Turmalin dem zu eingebildeten Krankheiten neigenden Löwen sofort, wenn er eines seiner vermeintlichen Leiden mal wieder überbewertet.

Der Onyx muß von reinem Schwarz sein, wenn er dem Löwen helfen soll, seine hochfliegenden Pläne zu verwirklichen. Wenn seine Phantasie und seine Kreativität blockiert sind, hilft ihm der Onyx, diese negativen Einflüsse abzuleiten und seinen Geist wieder frei zu machen.

Der Zitrin mit seinen weichen Schwingungen bringt dem Löwen Entspannung und Ruhe, wenn er sich für die Verwirklichung seiner Ziele zu verausgaben droht. Er weckt im Löwen aber auch das Verständnis und die nötige Liebe, die ihn davor bewahrt, mit seinem Streben nach Bewunderung nicht andere Menschen ins Abseits zu stellen.

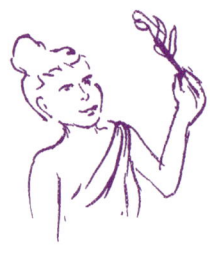

Die Jungfrau

Mit wachem Verstand durch dick und dünn – Jungfrauen sind wahre Freunde.

Jungfrauen denken viel darüber nach, was für sie und ihre Familie am besten ist. Deswegen liegt ihnen die Spontaneität wenig. Sie lieben die Ordnung und die Systematik in allen Dingen. Diese Ordnungsliebe läßt sie alles generalstabsmäßig planen. Das gilt auch in der Liebe. Da wird erst einmal eine Checkliste genau durchgegangen. Ist der Partner auch in allen Dingen der richtige, stimmt sein Charakter, kann man ein Leben lang einen gemeinsamen Haushalt mit ihm führen?

Ihre Ordnungsliebe macht einige Jungfrauen ausgesprochen pingelig. Sie sind außerordentlich pünktlich und verlangen dasselbe auch von anderen. Ihr Pflichtgefühl und ihre Zuverlässigkeit bleiben auch dann nicht auf der Strecke, wenn sie persönlichen Kummer haben. Sie wollen ihre Gefühle und den Ablauf ihres Lebens in der Hand haben.

Das kann dazu führen, daß sie sich nicht hingeben können, sich allzu starren Regeln und Prinzipien unterwerfen. Alles, was sie mit ihren Kenntnissen und ihrem Verstand nicht fassen können, was ihnen fremd und unerklärlich ist, lehnen sie leicht und manchmal auch etwas hochnäsig ab. Dadurch kann ihnen die ganze Welt des Spirituellen und des göttlichen Geistes verschlossen bleiben.

Schafft die Jungfrau es jedoch, sich nicht in ihre Ordnungsliebe hineinzusteigern und ihre Liebe fürs Detail nicht zu übertreiben, dann kann sie für ihre Umwelt eine ungeheure Bereicherung sein und teilhaben an dem großen Kreislauf des Kosmos.

Zu ihrer Umwelt findet die Jungfrau nicht so schnell Kontakt. Aber wer einmal eine Jungfrau zum Freund gewonnen hat, kann sich glücklich schätzen. Denn Jungfrauen sind nicht nur in der Ehe treu. Sie gehen mit ihrem Partner und ihren Freunden durch dick und dünn und setzen sich bedingungslos für sie ein.

Die Edelsteine der im Zeichen der Jungfrau Geborenen:

Der Azurit bringt mit seinem Licht Klarheit und Wahrheit in die Seele. Das hilft den Jungfrauen, sich nicht zu fest an ihren Wunsch nach Ordnung und Prinzipien zu klammern. Sobald der Azuritstrahl eindringt und Energien in Bewegung setzt, öffnet sich die nüchterne Jungfrau romantischen und spirituellen Gedanken und lernt sich hinzugeben.

Der Hämatit hilft der Jungfrau, schwere Zeiten, einen großen Verlust oder berufliche Enttäuschungen oder übermäßigen Streß unbeschadet zu überstehen. Sein metallisch-silberschwarzer Glanz stählt den Geist und läßt die Jungfrau aus diesen Erfahrungen seelisch und körperlich gestärkt hervorgehen.

Die Jade gibt den Jungfrau-Geborenen Vitalität und Gesundheit. Die tiefgrüne Farbe stärkt die Strömungen der Energien zwischen den Zentren und löst die Blockaden der Körpersäfte. So wird das Immunsystem immer wieder aufgebaut, und verwirrte Gefühle werden wieder geordnet.

Der Jaspis unterstützt die Bescheidenheit und die Zurückhaltung der Jungfrau. Er stärkt den Sinn für Realität und fördert die Verbundenheit mit der Erde. Dadurch werden die physischen und psychischen Kräfte der Jungfrau gestärkt, und so schafft er eine Grundvoraussetzung für die geistige Höherentwicklung.

Der Lapislazuli mit seinem tiefen Blau und den goldenen Einschlüssen hilft der Jungfrau, zu große Bescheidenheit und Zurückhaltung zu überwinden. Er symbolisiert Macht und Adel und ist ein Heiler für Geist und Seele. Der Lapislazuli führt die Kraft der Jungfrau nach innen, um die eigene Quelle der Kraft aufzuspüren.

Der Opal zeigt der Jungfrau die schillernde Vielfalt des Lebens und eröffnet ihr das Bewußtsein für jene Lebensbereiche, die ihr bisher verschlossen waren – so findet sie zurück zur Spontaneität und fröhlichen Unbesorgtheit eines Kindes. Die Beobachtung der Natur wird dadurch zu einem ganz neuen Erlebnis.

Der Rubin läßt, wenn es der Jungfrau an Lebenskraft mangelt, die ursprüngliche Quelle der Energie wieder kräftiger sprudeln und stimuliert mit seinem tiefen Rot erneut die Schwingungen der Energiezentren.

Der Sodalith besitzt, weil er unter den blauen Steinen die Kraft des Geistes repräsentiert, sehr dichte Schwingungen und stellt damit die stärkste Verbindung von Geist und Materie her. Er stärkt das Vertrauen der Jungfrau-Geborenen in ihre inneren Erkenntnisse und hilft auch dabei, sie nach außen hin zu vertreten und im alltäglichen Leben zu verwirklichen.

Das Tigerauge führt auch aus festgefahrenen Strukturen heraus und erleichtert der Jungfrau den Alltag. Kleinigkeiten, die jeden Jungfrau-Geborenen sonst auf die Palme bringen können, lassen ihn dann kalt. Auch das Bedürfnis nach Sicherheit wird durch das Tigerauge abgeschwächt, und die Jungfrau kann leichter mit den Rückschlägen des Lebens fertig werden.

Die Waage

Ein Lebenskünstler, der immer auf Ausgleich bedacht ist.

Die Waage-Menschen tragen in sich die ewige Suche nach der besten Form des Zusammenlebens. Sie träumen von einer Partnerschaft, in der jeder seinen festen Platz hat und es so zur vollkommenen Harmonie kommt. Obwohl sie auch Individualisten sind, ist ihr höchstes Bestreben Gerechtigkeit, Schönheit und Einklang.

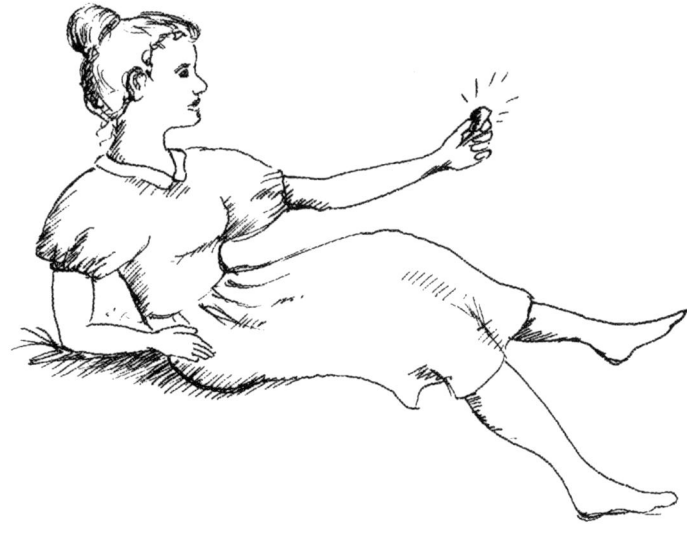

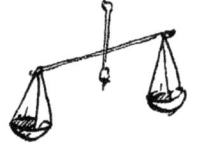

Waage-Geborene sind beneidenswert locker. Auch wenn sich die größten Schwierigkeiten vor ihnen auftürmen, sind sie Optimisten und überzeugt, daß sich alles schon irgendwie regeln wird.
Waage-Menschen sind überhaupt nicht entscheidungsfreudig. Aber bedingt durch ihr Sternzeichen haben sie die seltene Gabe, rechtzeitig zu erkennen, wohin die Reise geht. Dann springen sie schnell auf den richtigen Zug. Auf diese Weise gehen sie vielen Schwierigkeiten aus dem Weg und haben das Gefühl, wie von unsichtbarer Hand sicher geleitet zu werden. Sie neigen sich fast instinktiv zur richtigen Seite. Waage-Geborene hassen es, in einer angespannten, unharmonischen Atmosphäre zu leben. Deswegen sind sie zu vielen Kompromissen bereit. Ja, sie nehmen sogar persönliche Nachteile und Unbequemlichkeiten in Kauf, wenn nur alles andere ruhig und friedlich ist.

Aus dieser Haltung heraus verlieren sich mache Waagen und tun nur noch, was ihre Mitmenschen möchten. Davor muß die Waage sich aber hüten. Denn im Unterbewußtsein weiß sie genau, daß sie auch ihr eigenes Selbstwertgefühl aufbauen und beachten muß, um die Schwingungen und den Fluß der Energien nicht zu blockieren.
Die Angst, für kurze Zeit die Sympathie und Zuneigung anderer, sei es im Beruf oder im Privatleben, zu verlieren, lernt die Waage abzuschütteln, wenn sie sich ihres glücklichen Naturells bewußt wird und die Harmonie nicht durch eigene Orientierungslosigkeit verliert.

Die Edelsteine der im Zeichen der Waage Geborenen:
Der Aquamarin ist für den im Zeichen der Waage geborenen Menschen eine wichtige Unterstützung. Er klärt Geist und Seele und verhilft ihm mit seinen Schwingungen zu innerer Freiheit. So unterwirft der Waage-Mensch sich nicht kompromißlos allen Forderungen und kann seine eigenen Wünsche und Vorstellungen vom Leben besser gegenüber anderen vertreten.
Der Diamant in seiner unübertroffenen Reinheit stärkt und verleiht dem Waage-Menschen Einsichten, die ihm lange verborgen waren. So erkennt er die Notwendigkeit der inneren Harmonie und Schönheit des Individuums. Mit Hilfe des Diamanten sieht er die millionenfachen Unterschiede in Mensch, Tier und Pflanze und doch auch gleichzeitig seinen Einklang mit allem im großen Kosmos.

Der Karneol erhöht die Vitalität und Spannkraft des Waage-Menschen. Er festigt die Aufmerksamkeit für den gegenwärtigen Augenblick. Dadurch kann sich der Waage-Mensch ganz auf die im Moment ablaufenden Ereignisse konzentrieren und dadurch produktiver sein.

Der Kunzit vermittelt dem Waage-Geborenen inneren Frieden und Sicherheit. Die klaren rosafarbenen Strahlen dieses Kristalls lassen ihn auch dann beruhigt und sicher sein, wenn er glaubt, eine Entscheidung fällen zu müssen. Mit Hilfe des Kunzit fühlt sich der Waage-Geborene stark und zuversichtlich.

Der Malachit verkörpert das tiefe heilende Grün der Natur und die Schönheit der Blumen und Bäume im Ablauf des Jahres. Die Harmonie der Natur, das ungestörte System des Zusammenlebens von Pflanzen und Tieren entspricht dem Gemüt des Waage-Menschen. Der Malachit macht ihn freudig gestimmt und tröstet ihn in Zeiten der Schwermut und Traurigkeit.

Der Obsidian macht dem Waage-Menschen seine unerfüllten Wünsche und Träume klar. Der Stein, der aus dem mit Magma gefüllten Inneren der Erde kommt, vermag mit seinen Schwingungen das Unterbewußte bewußt zu machen. Wenn der Waage-Geborene erkennt, daß er eigentlich nicht zufrieden ist, wird er handeln können und so dann die Blockaden im physischen und psychischen Bereich lockern können.

Der Saphir unterstützt die guten Vorsätze und Absichten des Waage-Geborenen. So wird er ohne Opportunismus und Unsicherheit seine Entscheidungen treffen und sich vollkommen frei fühlen. Auf dem Weg zur Erkenntnis der kosmischen Zusammenhänge ist der Saphir für den Waage-Geborenen eine wichtige und zuverlässige Hilfe.

Der Türkis verbindet in sich die blauen Schwingungen des Himmels mit den grünen der Erde – eine geradezu ideale Verbindung für den Harmonie suchenden Waage-Menschen. Da der Türkis aufbauende und positive Schwingungen und Energien aus dem Kosmos speichert und an den Menschen weitergibt, hilft er dem Waage-Menschen auch in schweren Zeiten.

Der Skorpion

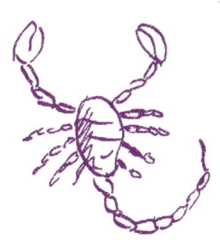

*Er ist konsequent bis zur Erschöpfung, offen und vergißt
absolut nichts.*

Der Skorpion lehnt alle Halbheiten ab. Er ist zielstrebig, und für das,
was er erreichen will, kann er sich bis zur körperlichen und psychischen Erschöpfung verausgaben. Wenn er eine Sache wissen will,
bohrt er so lange, bis er alles ganz genau erfahren hat. Und was er beginnt, bringt er auch auf Biegen und Brechen zu Ende.
Skorpione strahlen Selbstbewußtsein aus, und ihr Selbstvertrauen ist
durch kaum etwas zu erschüttern. Wenn doch, dann höchstens durch
eigene Zweifel des Skorpions selbst, wenn er mal in sich geht und eigene Fehler feststellt. Kritik von außen vertragen Skorpione nicht besonders gut. Und bei ihrem Elefantengedächtnis werden sie schlecht
angebrachte Kritik bestimmt nicht vergessen.
Voller Stolz ist der Skorpion auf seinen festen Willen, mit dem er sich
gern überall durchsetzen will. Wenn das nicht auf Anhieb klappt, setzt
er auf die Zeit. Und damit hat er meistens die besten Chancen dank
seines großen Durchhaltevermögens und seiner Konsequenz.
Mit seiner Konsequenz kann er sich aber auch in die Enge treiben.
Wenn er sich verrennt und erkennen muß, daß er seine Grenzen erreicht hat, kann er in tiefe Depression verfallen. Dann will er aus seinen eigenen Grenzen heraus, will teilhaben am großen und ganzen
Kosmos.
Wenn er einen Vertrauten findet, dem er auch mal nachgeben kann
und dem er sich nicht ausgeliefert fühlt, dann ist er ein sehr guter
Freund und ein liebender Partner.
Der Skorpion ist aber auch ein fröhlicher Genießer, der Gesellschaft
liebt und sich gern in noblen Restaurants verwöhnen läßt. Qualitätsbe-
wußt wie er ist, mäkelt er schon mal am Essen oder am Wein herum.
Er sagt ja schließlich nur die Wahrheit. Daß das Aussprechen der
Wahrheit auch einsam machen kann, vor allem wenn man sie scho-
nungslos ausspricht, davon können die Skorpione ein Lied singen.

Die Edelsteine der im Zeichen des Skorpions Geborenen:
Der Achat mit kristallinem Einschluß gibt dem Skorpion die Möglichkeit, die innere Reinheit und Klarheit seines Wesens zu erkennen.
Mit der Hilfe des Achats bleibt ihm diese innere Reinheit erhalten,
wird er sicheren Halt in allen schwierigen Lebenslagen finden.

Der Chalcedon unterstützt den Skorpion in schweren Zeiten. Wenn er schon fast am Boden ist und alles verloren glaubt, kann ihm der Chalcedon neue Zuversicht und Vertrauen in seine eigenen Fähigkeiten und Kreativität geben. Ausgestattet mit dieser Zuversicht, werden ihm mit neuem Schwung alle Pläne besser gelingen.

Der Fluorit unterstützt die Entwicklung des Verstandes. Er bringt die positiven und die negativen Aspekte des Verstandes in Einklang. Der Fluorit unterstützt den Skorpion dabei, seinen Geist, sein Durchhaltevermögen und seinen festen Willen für die Gemeinschaft einzusetzen und befreit ihn von allen übertriebenen egoistischen Wünschen.

Der Hämatit ist ein besonders hilfreicher Stein für den Skorpion-Geborenen. Er schenkt ihm Geduld und Gelassenheit. Und er gibt ihm mit seinen wunderbaren Erdfarben die Möglichkeit, auch mal einen Kompromiß einzugehen, sich fallen zu lassen im Vertrauen auf den Partner, auf den eigenen Willen zu verzichten und sich hinzugeben. Diese Erfahrung wird ihn reich und zuversichtlich machen.

Die Jade gibt dem Skorpion Lebensfreude und Zuversicht. Sie ermöglicht ihm, die Schönheiten der Welt zu akzeptieren und kompromißlos anzuerkennen. Dadurch wird er weicher und verständnisvoller und kann auch selbst das Leben noch mehr genießen. Seine Zufriedenheit strahlt auf seine Umgebung ab.

Der Malachit gibt dem Skorpion-Menschen die Fähigkeit, sich seinen eigenen Fehlern zu stellen und damit dann besser umzugehen. Der Malachit läßt ihn sich selbst anerkennen und weckt sein Verständnis für andere. Das hilft ihm, auch harte Wahrheiten schonend und taktvoll auszusprechen, ohne einem anderen unnötige Schmerzen und Wunden zuzufügen.

Der Obsidian lockert verhärtete Strukturen. Das trifft beim Skorpion-Geborenen nicht nur auf die Psyche zu, sondern auch auf seine oft vorhandenen Verspannungen im Nacken- und Schulterbereich. Die sind bedingt durch seinen eisernen Willen, der es ihm nicht ermöglicht, einmal lockerzulassen und den Dingen und Gedanken freien Lauf zu lassen.

Der Rubin unterstützt den Skorpion darin, seine emotionalen Kräfte und sein sexuelles Verlangen in eine alles umfassende Liebe zu verwandeln. Seine roten Strahlen bringen ihn in Einklang mit dem Herzen des Partners. Der Rubin macht ihn beständig in der Liebe und zeigt ihm, daß er nur so in vollständigen Einklang mit dem Kosmos kommen kann.

Der Turmalin für den Skorpion sollte in der roten Variante ausgesucht werden. Er hilft dem Skorpion, sich von Plänen und Vorstellungen zu lösen, in die er sich verrannt hat und die auch bei seinem Durchsetzungsvermögen einfach nicht zu realisieren sind. Mit Hilfe des Turmalin wird der Skorpion-Mensch loslassen können, ohne in Depressionen zu verfallen und sein Selbstvertrauen zu verlieren.

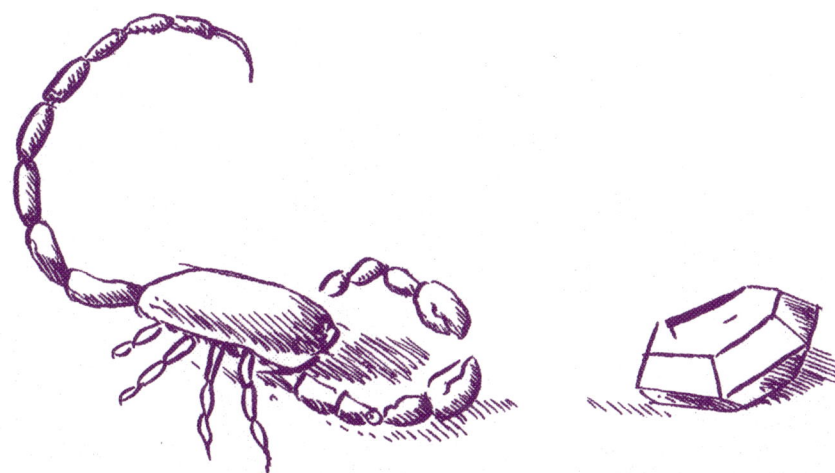

Der Schütze

Er hat meistens gute Laune und möchte an seiner Lebensfreude alle teilhaben lassen.

Schützen sind die Gute-Laune-Menschen schlechthin. Der Schütze-Geborene ist überzeugt, daß das Leben unendlich viel an Schönheit für ihn bereithält. Er möchte fremde Länder und Kulturen kennenlernen, will große Abenteuer bestehen. Sein Wissen um die Freude und den Reichtum der Natur und die Schönheit der Erde möchte er allen Menschen vermitteln.

Mit dieser heiteren und sozialen Grundeinstellung zum Leben ist der Schütze der ideale Vermittler von Wissen. Auch deswegen findet man viele Schützen in sozialen, religiösen und pädagogischen Berufen. Sie können aber auch gute Moderatoren und Journalisten sein.

So aufgeschlossen wie der Schütze ist, so verantwortungsbewußt ist er auch. Da er einen ausgeprägten Gerechtigkeitssinn besitzt, verträgt er es nicht, wenn jemand ungerecht behandelt wird. Dann kann er schnell in die Luft gehen, und seine Ungeduld läßt ihn schnell zornig werden. Doch so ein Gewitter ist bald wieder vorbei und zum Glück ist der Schütze überhaupt nicht nachtragend.

Auf seiner Suche nach Neuem und Unbekanntem besteht für den Schütze-Geborenen aber die Gefahr, sprunghaft zu werden. Dann wird das einzige Beständige in seinem Leben die ständige Veränderung.

Weil er seine eigene Gradlinigkeit für ganz selbstverständlich hält, setzt er dieselben moralischen Wertvorstellungen auch bei anderen voraus.

Weil er so offen und heiter auf andere Menschen zugeht, ist er ein beliebter Gesellschafter und wird gern für Ämter und Ehrenposten vorgeschlagen.

Doch er sollte darauf achten, daß er diese Ämter nicht überbewertet und hochmütig wird. Dann glauben nämlich manche Schützen, daß sie unfehlbar sind.

Die Edelsteine der im Zeichen des Schützen Geborenen:

Der Amethyst gibt dem Schützen Vertrauen in den Sinn des Lebens. Wenn er auch mal am Boden ist und Zweifel an seinem Lebensprinzip ihn verunsichern, öffnet der Amethyst ihm wieder die geistigen Fähigkeiten, den wahren Sinn des Lebens zu erkennen. Dann ist er wieder bereit, Botschaften zu empfangen, die ihm höhere Dimensionen des Seins offenbaren.

Der Aventurin unterstützt alle positiven Eigenschaften der im Zeichen des Schützen Geborenen. Er verstärkt die von ihm so stark verströmte innere Heiterkeit und verbindet seine ausgeglichenen Schwingungen mit denen der Natur. Das überträgt sich positiv auf seine Umwelt. Die Anerkennung, die ihm dann entgegengebracht wird, macht ihn selber stark und zuversichtlich.

Der Lapislazuli unterstützt den Schützen in der Umsetzung seiner Vorstellung vom Leben und dem Prinzip des freudigen Teilens. Der Lapislazuli wird dem Schützen den Weg weisen, wenn er auf der Suche nach einem Partner ist, mit dem er seine Suche nach Neuem gemeinsam unternehmen kann und den er auch für Abenteuer in der Fremde begeistern kann.

Der Mondstein erweckt im Schützen neue Quellen der Kreativität und der Phantasie. Aber seine wichtigste Eigenschaft für den Schützen ist die Erdverbundenheit des Steins. Sie gibt dem Schützen mehr Beständigkeit und bewahrt ihn vor Sprunghaftigkeit und Unzuverlässigkeit. Der Mondstein sorgt für die Ausgeglichenheit des Gemüts und für die innere Ruhe.

Der Opal ist der schillernde Glücksstein der Schütze-Menschen. Denn in ihm spiegelt sich die Vielfalt des Lebens in allen Regenbogenfarben. Genauso, wie der Schütze von dem Abwechslungsreichtum und der Farbenprächtigkeit des Lebens überzeugt ist, so offenbart ihm der Opal die Vielfalt des spirituellen Lebens.

Der Rosenquarz gibt dem Schützen die Sanftheit und die Liebe, die manchmal bei seiner Unstetigkeit und Sprunghaftigkeit etwas zu kurz kommen. Unter dem Einfluß des Rosenquarzes gewinnen Schützen das Gefühl der Sicherheit und Zufriedenheit, wenn sie die Unruhe spüren, zu neuen Ufern aufbrechen zu müssen und deshalb nervös und unausgeglichen sind.

Der Sodalith gibt dem Schütze-Geborenen die Kraft, seinen Standpunkt zu verteidigen und sich selbst treu zu bleiben. Der Sodalith erweitert die Fähigkeit des Schützen, seine Gedanken auf das Wesentliche zu konzentrieren und somit auch in höhere Ebenen vorzudringen.

Der Topas als Goldtopas mit seinen goldenen Einschlüssen ist für den Schützen ein treuer Begleiter auf allen Reisen. Auch in der Ferne und in der Dunkelheit wird er dem Schütze-Menschen den richtigen Weg weisen und ihm Mut und das nötige Durchhaltevermögen verleihen.

Der Turmalin stärkt die zielgerichteten Gedanken und Vorsätze des Schützen. Er unterstützt ihn dabei, den nötigen Wohlstand für seine Reisen zu erreichen. Gleichzeitig läßt er ihn aber auch nicht vergessen, daß nur inneres Wohlbefinden den wirklich glücklichen Menschen ausmachen kann. Ämter, Rang und gesellschaftliche Anerkennung sind nicht die einzigen Ziele der heiteren Schützen.

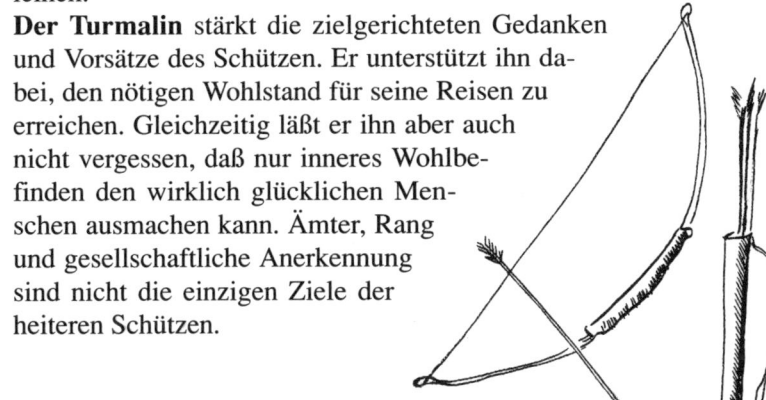

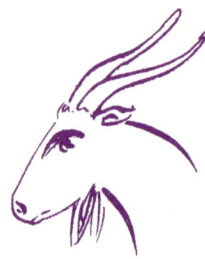

Der Steinbock

Kein Aktenberg ist ihm zu hoch, keine Karriereleiter zu steil –
er springt von einem Erfolg zum anderen.

Der Steinbock will aus eigener Kraft an die Spitze, und das wird er auch aller Wahrscheinlichkeit nach schaffen. In ihm paaren sich Zielstrebigkeit, viel Zähigkeit und die Befähigung, seinen Wirklichkeitssinn in allen Situationen zu bewahren.

Pflichterfüllung ist für den Steinbock kein leeres Wort. Er wird alles tun, um die ihm gestellten Aufgaben pünktlich und nach bestem Wissen und Können zu erfüllen. Dabei gönnt er sich keine Ruhepause – schon gar nicht, um sich Tagträumen von einem Leben etwa in Luxus hinzugeben.

Steinböcke sind Realisten durch und durch. Wo andere noch darüber nachdenken, was sie sich mit einer Gehaltserhöhung alles leisten könnten, hat der Steinbock das Geld schon lange verdient und bestens angelegt.

Der Steinbock hält an Traditionen fest, und in seinem Leben muß alles korrekt verlaufen. Ordnung ist für ihn so selbstverständlich wie Pflichterfüllung.

Weil er das Leben so ernst nimmt und weil für ihn Korrektheit so wichtig ist, geht ihm manchmal die Lebensfreude fast verloren. Er stellt dann berufliche Pflichten und die Einhaltung der Konventionen über zwischenmenschliche Beziehungen.

Gemütsschwankungen und starke Emotionen machen ihn unsicher und gehemmt. Das verbirgt er gern und wirkt dann unbeholfen oder hart und abweisend.

Dabei ist er zu tiefen und leidenschaftlichen Gefühlen fähig und ist als Partner ein unbedingt zuverlässiger Begleiter durchs Leben. Doch bevor er sich wirklich hingeben kann und seinen Gefühlen nachgibt, prüft er lange, ob sein Vertrauen und seine Zuneigung auch den Richtigen treffen.

Die Edelsteine der im Zeichen des Steinbocks Geborenen:

Der Bergkristall verhilft dem Steinbock-Geborenen zu Klarheit und Reinheit des Geistes. Das erleichtert es ihm, seine eigenen Grenzen zu sprengen und sich nicht nur an seine Aufgaben und Pflichten zu klammern, sondern auch ab und zu dem freudigen und heiterem Leben etwas Raum zu lassen.

Der Diamant stärkt die Konzentrationsfähigkeit des Steinbock-Menschen. Er läßt ihn unbeirrbar seinen Weg gehen. Doch die Klarheit des Diamanten zeigt ihm auch den Weg zur Schönheit, zur Kunst und zur Musik. Dann ist auch der Steinbock fähig, Pflicht und Verantwortungsbewußtsein zu verdrängen und sich dem vollendeten Genuß hinzugeben.

Der Jaspis fördert die Beständigkeit und Zuversicht des Steinbock-Geborenen. Aber er ermahnt ihn auch immer wieder auf seinem Weg nach oben, daß es außer dem beruflichen Aufstieg und der Pflichterfüllung noch andere Dinge gibt.

Der Malachit kann dem Steinbock-Menschen helfen, all die tief im Unterbewußten vergrabenen Gefühle, Träume und Wünsche zu erkennen. Wenn er sich einmal damit beschäftigt hat, wenn er seinem bisher immer unterdrückten Gefühlsleben endlich etwas mehr Raum läßt und sich selbst so anerkennt, wie er ist, werden sich seine Erfolge und seine Zufriedenheit steigern und er wird im Freundeskreis und unter Kollegen Respekt und Anerkennung finden.

Der Obsidian unterstützt den Steinbock in der Verfolgung seiner Ziele. Er macht ihn unempfindlich für negative Strahlungen und Schwingungen, die seine Lebenskraft beschränken könnten. Emotionale Probleme und Schwankungen bei der Einsicht über die Einheit von Kosmos und Mikrokosmos gleicht der Obsidian aus und gibt dem Steinbock seine Stabilität zurück.

Der Rauchquarz verhilft dem Steinbock-Geborenen dazu, nicht zu fest am Materiellen zu haften und läßt ihn weicher und verständnisvoller mit seinen anders empfindenden Mitmenschen umgehen. Wenn ihn der Rauchquarz begleitet, stehen Pflichtgefühl und Ordnungssinn immer noch als festes Gebot an erster Stelle für den Steinbock, aber er weiß auch, daß es neben diesen beiden Aufgaben noch andere Welten gibt, zu denen er bisher wenig Zugang gefunden hatte.

Der Saphir erhöht noch die Wirkung des Rauchquarzes. Der Steinbock-Mensch erkennt die Flüchtigkeit des Augenblicks und lernt, in die höheren spirituellen Ebenen des Geistes vorzudringen. Unter seinem Einfluß wird das göttliche Prinzip des Kosmos für den Steinbock erkennbar.

Der Turmalin in seiner schwarzen Variante verhilft dem Steinbock, leichter zu Wohlstand und zu Anerkennung zu kommen. Doch erinnert der schwarze Turmalin ihn auch daran, daß er diesen Wohlstand durch harte Arbeit und großen Einsatz verdient hat. Hochmut und Arroganz hält der Turmalin mit seinen gleichmäßigen und beruhigenden Strahlen und den Schwingungen des einheitlichen Kosmos vom Steinbock ab.

Der Zitrin stärkt die Aura des Steinbock-Menschen, schenkt ihm Selbstvertrauen und Wärme. Er hilft ihm auch in schweren Zeiten, wenn er an sich selbst zweifelt und glaubt, mit dem Leben nicht mehr zurechtzukommen. Er gibt ihm die innere Ruhe und unerschütterliche Sicherheit, weiter an den Sinn seines Lebens glauben zu können.

Der Wassermann

Er braucht die Freiheit und Unabhängigkeit und steht in heiterer Unbesorgtheit über den Dingen.

Der Wassermann-Geborene strebt nach Freiheit und Unabhängigkeit. Es ist ihm eine physische und psychische Qual, in ein nicht von ihm freiwillig gewähltes System gepreßt zu werden. Dagegen wird er sich mit allen Mitteln wehren.

Die Wassermann-Menschen lieben die Abwechslung. Für sie ist nur der fortschrittlich, der nach Neuem forscht. Daß bei seinem Forscherdrang schon mal der Partner auf der Strecke bleibt und aus dem gemeinsamen Unternehmen aussteigt, nehmen Wassermann-Menschen nicht zu schwer.

Unter dem Einfluß von Wassermann-Menschen werden technische Erneuerungen, Reformen und Revolutionen vorangetrieben. Wenn es sich um zukunftsorientierte Themen handelt, ist der Wassermann-Geborene ein toller Kollege.

Im privaten Leben darf ihn keine Konvention binden, und in heiterer Souveränität setzt er sich über alle Regeln hinweg. Doch ist er immer bemüht, damit seine Mitmenschen nicht zu belästigen.

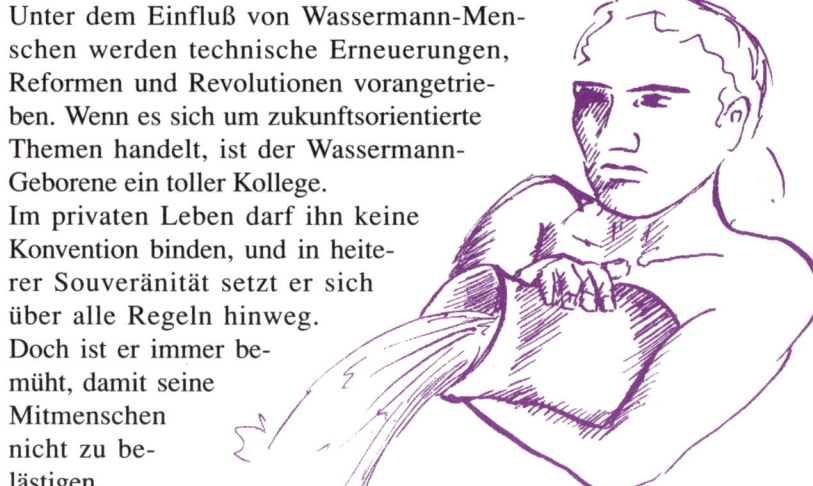

Er liebt stundenlange Diskussionen, ist aufgeschlossen und tolerant. Er kann seine Zeit damit verbringen, anderen Menschen seine Gedankengänge zu erklären oder ihnen auch tatkräftig aus einer Misere zu helfen. Daß er dabei seine eigenen Belange vergißt, stört ihn nicht besonders. Das Liegengebliebene wird er anschließend erledigen.

Die Wassermann-Geborenen können sich aber auch leicht in ihren Idealen und Träumen zu weit von der Wirklichkeit entfernen. Und dann gibt es ein böses Erwachen, wenn bei all den vielen Ideen und Plänen, die durch ihren Kopf geistern, die Entscheidung nicht mehr möglich scheint.

Seine Partner haben es mit dem Wassermann nicht immer leicht. Denn sein Gefühl für die Besonderheit kann zwischenmenschliche Nähe und Hingabe an den anderen erschweren.

Die Edelsteine der im Zeichen des Wassermanns Geborenen:

Der Chalcedon mit seinen sanften Schwingungen und Lichtstrahlen beruhigt und gleicht die bei Wassermann-Geborenen häufig vorkommenden Gemütsschwankungen aus. Er hilft, wenn die private und berufliche Anspannung zu groß wird. Der Chalcedon verhindert Ungeduld, Hast und gibt den Wassermann-Geborenen mehr Gelassenheit.

Der Diamant mit seinem klaren, reinen Licht und seiner reinen Materie bringt Ordnung in die manchmal wirren Vorstellungen der Wassermann-Geborenen. Er unterstützt den Weg zur Selbsterkenntnis und kann dem Wassermann-Menschen zu längerem Durchhalten und zur Beständigkeit der Gefühle verhelfen.

Der Fluorit ist ein Stein mit vielen Dimensionen. Er ist der Stein, der den höchsten Aspekt des Verstandes ausdrückt – ein Verstand, der im Einklang mit dem Geist steht. Er kann den Wassermann-Geborenen das intellektuelle Begreifen der Wahrheit, der kosmischen Konzepte und der Konzepte des Universums ahnen lassen. Dieses Wissen fördert sein Streben nach Neuem und nach Aufbruch.

Die Jade ist einer der ältesten Kultsteine und verbindet den Wassermann mit der Tradition. Sie öffnet ihm das Verständnis für Überlieferung und uraltes Wissen. Für den unkonventionellen Wassermann kann das eine große Unterstützung sein, wenn er auf dem Weg zu neuen Ufern nicht seine Wurzeln verraten will.

Der Malachit führt dem Wassermann-Geborenen vor Augen, was er in seinem Unterbewußtsein ahnt, aber nicht als klare Idee oder Plan formulieren kann. Doch wichtig ist der Malachit auch für den Wassermann, weil er ihn lehrt, an sich zu glauben und die Stimmen seines Körpers besser zu verstehen. Er bremst den Ungestümen, wenn er auf seinem Weg nach vorn keine Pause macht und kein Einhalten kennt.

Der Mondstein verbindet den im Zeichen des Wassermann-Geborenen mit den Energien der Natur. Er offenbart ihm das Bewußtsein, daß jedes Wesen und jede Materie auf dieser Welt einen Platz im großen Kreis der Energie- und Lichtströme hat. Der Mondstein macht den Wassermann geduldig und verleiht ihm mehr Verständnis für seine Umwelt und Nachsicht für Menschen, die seinem Tempo und seinem stetigen Wunsch nach Neuem mit Zurückhaltung begegnen.

Der Opal unterstützt den Wassermann in seiner reichen Phantasiewelt, stärkt seine Kreativität und hilft ihm, die vielen Pläne und Ideen zu verwirklichen, die ihm ständig durch den Kopf gehen. Die gesammelten Farben des Regenbogens in diesem Stein sind für den Wassermann ein Spiegelbild des Abwechslungsreichtums im Kosmos.

Der Onyx zeigt dem Wassermann-Menschen, daß es außerhalb seiner Vorstellungen noch eine Welt gibt, die er erforschen und erleben kann. Die nötige Gelassenheit dazu und die Wege, die der Geist dazu gehen muß, weisen ihm die dichten Schwingungen des Onyx.

Der Turmalin ist einer der vollkommensten Steine auf diesem Planeten. Seine Fähigkeit, alle Strahlen des Farbspektrums zu reflektieren, vom klaren Weiß bis zum tiefsten Schwarz, fordert den Wassermann heraus, Flüchtigkeit und Oberflächlichkeit zu meiden. Den schnellen Wassermann lehrt der Turmalin Ruhe und Beständigkeit, aber auch Gründlichkeit und Aufmerksamkeit für seine Umgebung.

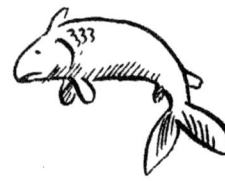

Der Fisch

Man muß ihn einfach lieben – denn er ist meistens zu gut für diese Welt.

Menschen, die im Zeichen des Fisches geboren sind, leben in der Welt der Gefühle und sind meist besonders sensibel. Das befähigt sie, atmosphärische Schwingungen zu spüren und die Stimmungen anderer sofort zu erahnen.

Weil der Fisch-Geborene so feinfühlig ist und sich das aber gar nicht gern anmerken lassen will, versucht er den Kratzer, den ein seelischer Tiefausläufer auf seiner Seele hinterlassen hat, durch Forschheit und

Imponiergehabe zu überdecken. Doch meist gelingt ihm das schlecht. Getröstet werden möchte der Fisch aber auch nicht. Denn nichts ist ihm unangenehmer, als im Mittelpunkt zu stehen.

Doch lebensfremd ist der Fisch trotz allem überhaupt nicht. Nur seine Hilfsbereitschaft und seine freundliche Art, sich den Problemen und Sorgen anderer Menschen immer wieder zu widmen, wird einfach zu oft ausgenutzt.

Fische erkennen, daß Ablehnung, Abwehr und Widerstand bei anderen Menschen durch Annahme der Persönlichkeiten, so wie sie nun einmal sind, leicht überwunden werden können. Deswegen findet man sie auch häufig in therapeutischen und sozialen Berufen.

Wenn der Fisch seine eigene Sensibilität anerkennt, sich nicht der Welt verschließt und seinen eigenen Idealen und Vorstellungen treu bleibt, dann ist er in der Lage, sich den Zugang zu den tiefsten Geheimnissen des Lebens zu erschließen.

Fühlt sich der Fisch-Geborene jedoch wehrlos und dem harten Leben ausgeliefert, kann es sein, daß er einfach alles mit sich machen läßt und jeder Herausforderung aus dem Weg geht.

Die Edelsteine der im Zeichen des Fisches Geborenen:

Der Achat schenkt den Fisch-Geborenen Ausdauer, Geduld und Wirklichkeitssinn. Unter seinem Einfluß kann der im Zeichen des Fisches Geborene Selbstvertrauen gewinnen und die positiven Seiten seines Wesens dazu nutzen, Erfolg und Anerkennung bei seiner Umwelt zu erlangen.

Der Amethyst gibt dem Fisch-Geborenen die Kraft, sein Herz und seinen Geist der Liebe zu öffnen, so wie es seinem Wesen angemessen ist. Er gibt ihm die Kreativität, seine Gefühle auszudrücken und in schöpferische Taten und Gedanken umzusetzen.

Der Diamant gibt keinem anderen Tierkreiszeichen so viel wie dem zarten und sensiblen Fisch. Die klaren Schwingungen und das helle, reine Licht in Verbindung mit seiner durchsichtigen Härte können dem Fisch-Geborenen helfen, seine eigene Durchlässigkeit und Empfindsamkeit anzuerkennen und mit der Klarheit und Härte des Diamanten zu verbinden.

Der Granat mit seinem tiefroten Feuer schenkt Antriebskraft, Willensstärke, Erfolg und Glück. Er stärkt den Mut und die Willensstärke der Fisch-Geborenen, um sich von ihren Tagträumen loszureißen und reale Taten zu vollbringen.

Die Jade fördert und unterstützt die einfühlsamen und liebevoll-sanften Wesenszüge der Fisch-Geborenen. Sie schenkt Harmonie und Gelassenheit, hilft dem Fisch, der Weisheit seines Herzens zu vertrauen und läßt seine Seele weit werden, um die ganze Schönheit und Fülle des Lebens glücklich zu empfangen.

Der Karneol mit seiner rot-orange-goldenen Farbe hilft, Vergangenes loszulassen, offen zu sein für jeden neuen Augenblick und vertrauensvoll mit dem Leben zu fließen. Er schenkt den Gefühlen der sensiblen Fische-Menschen Dauerhaftigkeit ohne Stillstand.

Der Rosenquarz fördert mit seinem rosafarbenen Licht und seinen friedlichen Schwingungen die innere Harmonie der Fisch-Menschen und lehrt sie, mit dem Leben und den Gefühlsschwankungen, denen sie leicht unterworfen sind, besser fertig zu werden. Die Ausstrahlung des Rosenquarzes heilt emotionale Verletzungen und weckt neue Lebensfreude.

Der Sodalith richtet alle Gedanken auf das Wesentliche. Er verhindert, daß der Fisch-Geborene sich in Tagträumen verliert und sorgt dafür, daß er den Bezug zur Realität behält. Er gibt dem Fisch die Kraft, Standfestigkeit zu bewahren und in jeder Situation sich selbst treu zu bleiben.

Der Zitrin verhindert, daß Fisch-Geborene zu viele Gefühle unausgelebt herunterschlucken und in ihrem Innersten begraben. Das führt zu Blockaden im Solarplexusbereich, macht unruhig, unzufrieden und reizbar. Mit dem Zitrin übersteht der Fisch-Mensch auch schwere Zeiten und kann die Aufwallungen, die ihn immer wieder wie ein Gewitter überfallen, besser als sonst verarbeiten.

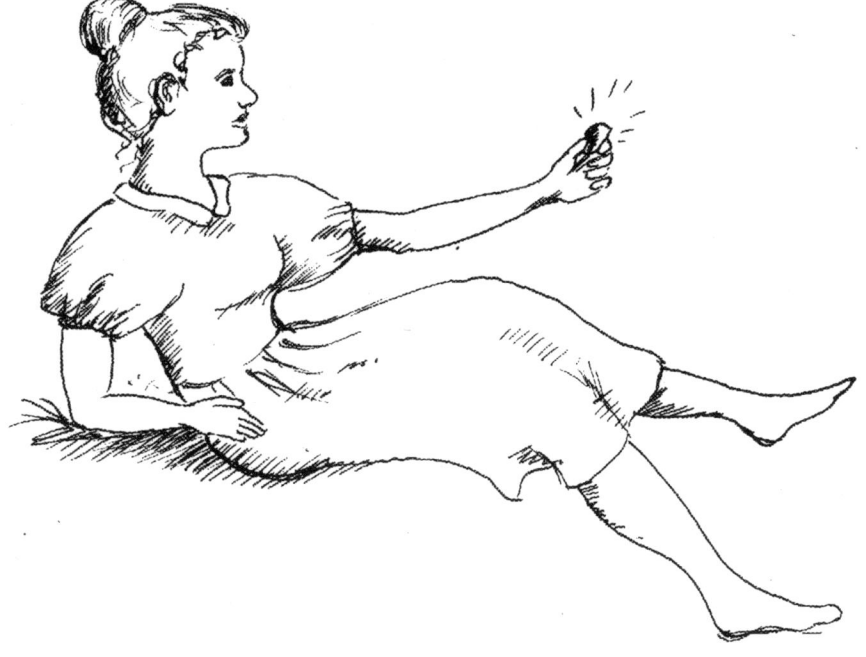

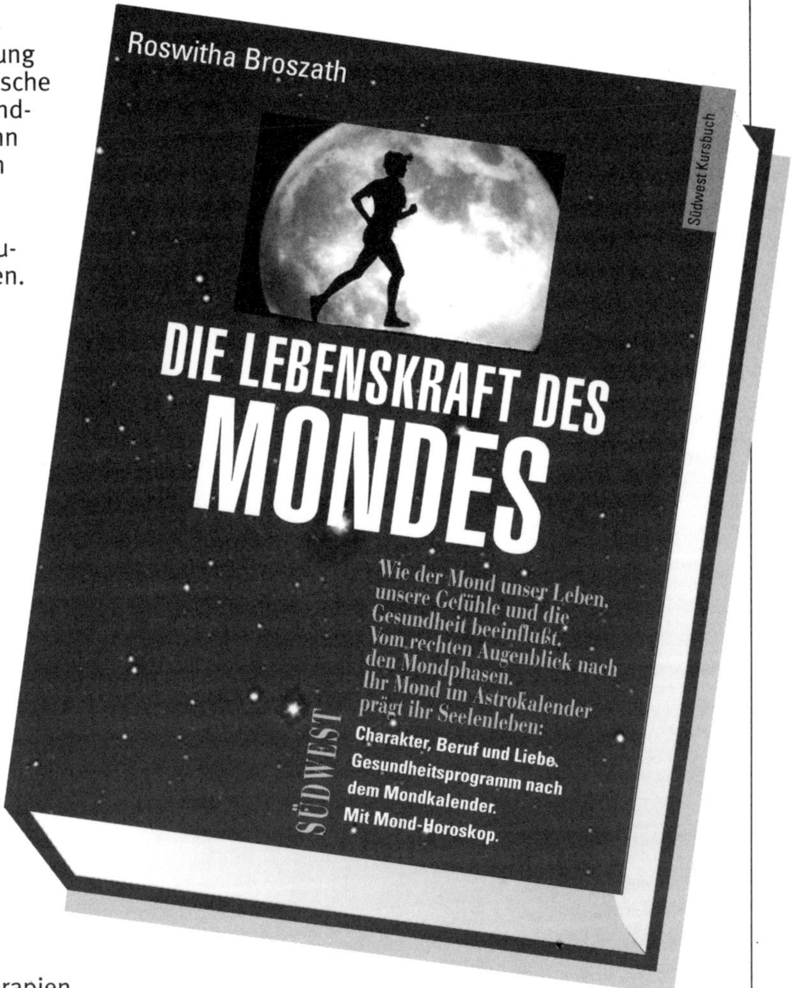

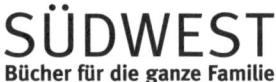

Medizin ohne Rezept

Der große Familien-Ratgeber für Gesundheit und Wohlbefinden.

Hier finden Sie Hilfe bei:

Kopfschmerzen, Migräne, Erkältungskrankheiten, Kreislaufstörungen, Magen- und Darmbeschwerden, Venenleiden, Schlafstörungen, Streß, Nervosität, Altersbeschwerden, Abwehrschwäche, Rückenschmerzen, Hauterkrankungen, Sportverletzungen.

Außerdem: Erste Hilfe richtig gemacht. Die häufigsten Kinderkrankheiten natürlich behandeln.

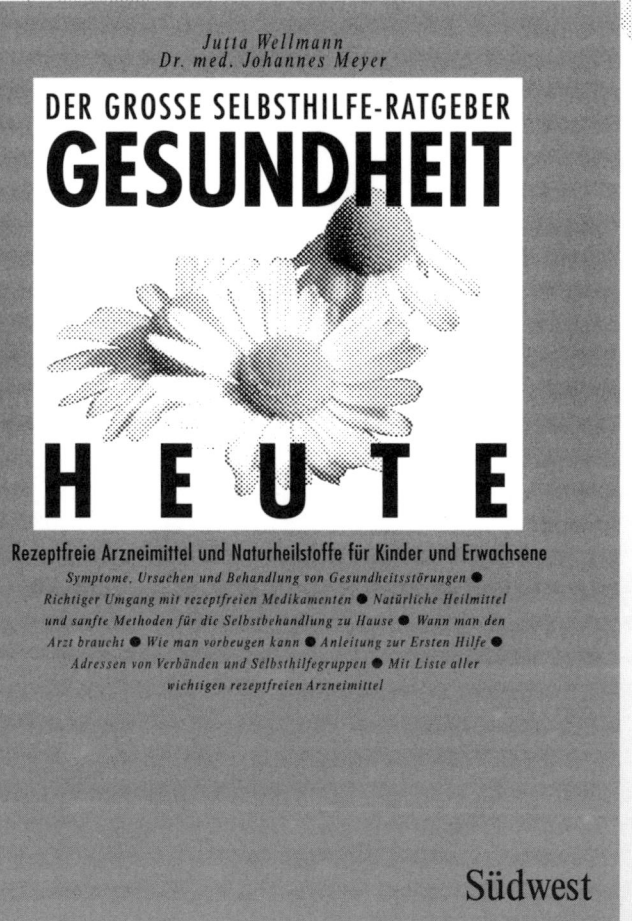

Jutta Wellmann
Dr. med. Johannes Meyer

DER GROSSE SELBSTHILFE-RATGEBER
GESUNDHEIT
H E U T E

Rezeptfreie Arzneimittel und Naturheilstoffe für Kinder und Erwachsene

Symptome, Ursachen und Behandlung von Gesundheitsstörungen ● Richtiger Umgang mit rezeptfreien Medikamenten ● Natürliche Heilmittel und sanfte Methoden für die Selbstbehandlung zu Hause ● Wann man den Arzt braucht ● Wie man vorbeugen kann ● Anleitung zur Ersten Hilfe ● Adressen von Verbänden und Selbsthilfegruppen ● Mit Liste aller wichtigen rezeptfreien Arzneimittel

Südwest

Über 480 Seiten, durchgehend zweifarbig mit Fotos, Illustrationen und Grafiken.

Nicht immer braucht man gleich den Arzt oder bittere Pillen. Dieses Buch gibt Ihnen wertvolle Tips, wie Sie gezielt vorbeugen, Symptome deuten und selbst heilen können. Sie bekommen ausführliche Informationen über – die sanften Therapien, die man gut und gefahrlos zu Hause durchführen kann: Wasseranwendungen, Massagen, Packungen und vieles mehr. – die wichtigsten rezeptfreien Medikamente: wie Sie damit umgehen, Hinweise auf mögliche Nebenwirkungen.

SÜDWEST
Bücher für die ganze Familie

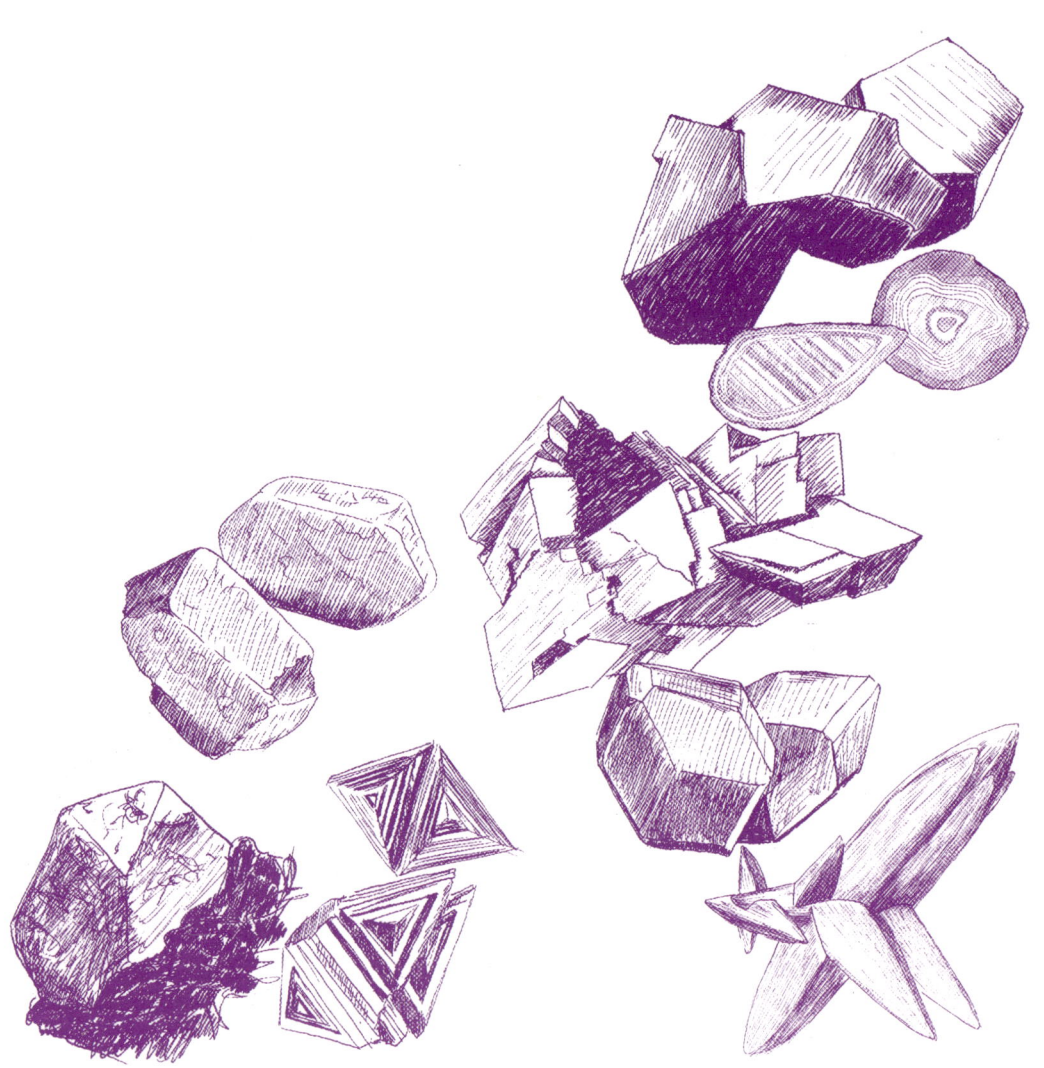